María Labalde Martínez
Eduardo Ferrero
Angel Luis Gª Villalón

# Cáncer de Colon y Recto y Endotelina-1

María Labalde Martínez
Eduardo Ferrero
Angel Luis Gª Villalón

# Cáncer de Colon y Recto y Endotelina-1

## Respuesta a la endotelina-1 en arterias humanas de tumores de colon y recto

PUBLICIA

**Impressum / Aviso legal**
Bibliografische Information der Deutschen Nationalbibliothek: Die Deutsche Nationalbibliothek verzeichnet diese Publikation in der Deutschen Nationalbibliografie; detaillierte bibliografische Daten sind im Internet über http://dnb.d-nb.de abrufbar.


Información bibliográfica de la Deutsche Nationalbibliothek: La Deutsche Nationalbibliothek clasifica esta publicación en la Deutsche Nationalbibliografie; los datos bibliográficos detallados están disponibles en internet en http://dnb.d-nb.de.


Coverbild / Imagen de portada: www.ingimage.com

Verlag / Editorial:
PUBLICIA
ist ein Imprint der / es una marca de
OmniScriptum GmbH & Co. KG
Bahnhofstraße 28, 66111 Saarbrücken, Deutschland / Alemania
Email / Correo Electrónico: info@editorial-publicia.com

Herstellung: siehe letzte Seite /
Publicado en: consulte la última página
**ISBN: 978-3-639-64733-4**

Zugl. / Aprobado por: Madrid, Universidad Autónoma de Madrid, Tesis Doctoral, 2008

En este trabajo se incluyen algunos de los resultados que pertenecen a la tesis doctoral de María Labalde Martíncz, dirigida por los Dres. E. Ferrero Herrero, A. L. García Villalón y M. Hidalgo Pascual, presentada en la Facultad de Medicina de la Universidad Autónoma de Madrid (2008). Se ha realizado, en parte, con ayudas del FIS (P-1050994) y de la Fundación Médica Mutua Madrileña Automovilística. Quede constancia de nuestro agradecimiento.

**Quiero expresar mi más sincero agradecimiento**

A los directores de esta tesis, profesores ejemplares del arte de la medicina:

Al Dr A.L. García Villalón, Catedrático de Fisiología, Facultad de Medicina de la Universidad Autónoma de Madrid, por su labor científica, su dedicación y por la amabilidad y eficacia con la que me ha prestado su ayuda en todo momento.

Al Dr E. Ferrero Herrero, Profesor Asociado de Cirugía, Facultad de Medicina de la Universidad Complutense de Madrid, y cirujano del Servicio de Cirugía General y del Aparato Digestivo B del Hospital Universitario 12 de Octubre, por transmitirme el entusiasmo con la que desarrolla cada proyecto y por enseñarme su dominio y seguridad en la técnica quirúrgica.

Al Dr M. Hidalgo Pascual, Profesor Titular de Cirugía, Facultad de Medicina de la Universidad Complutense de Madrid, y Jefe del Servicio de Cirugía General y del Aparato Digestivo B del Hospital Universitario 12 de Octubre, por su interés en esta tesis doctoral desde su posición de liderazgo y por su apoyo en mi formación como cirujana.

Al Dr G. Diéguez Castrillo, Catedrático de Fisiología, Facultad de Medicina de la Universidad Autónoma de Madrid, por su rigurosidad y análisis de esta investigación y por su continuada atención en este proyecto.

A todos los miembros del Departamento de Fisiología de la Facultad de Medicina de la Universidad Autónoma de Madrid, que con su cordialidad me han permitido formar parte de su equipo.

A mis profesores en quirófano, los cirujanos del Servici e Cirugía General y del Aparato Digestivo B del Hospital Universitario 12 de Octubre, por enseñarme a operar y a hacer de esta profesión una actitud ante la vida.

A mis compañeros de residencia en cirugía por su amistad y por la ilusión con la que hemos compartido este proyecto y estos años de formación.

A las enfermeras de los quirófanos 35 y 36 del Hospital Universitario 12 de Octubre, por su disposición y ayuda en la preparación de las muestras de tejido arterial humano utilizado en este trabajo.

Al Servicio de Anatomía Patológica y de Radiodiagnóstico del Hospital Universitario 12 de Octubre por su aportación con material fotográfico.

Al personal de la biblioteca del Hospital 12 de Octubre por atender mis peticiones en la búsqueda bibliográfica.

A todos mis amigos, por su compañía durante este tránsito de mi vida.

A mi padre y mis hermanos por su apoyo incondicional.

Y, en especial, a mi madre, a la que dedico esta tesis, por ser el motor de mis triunfos y de mi corazón y por guiarme con sabiduría hacia la integridad y la justicia

*A todos ellos, gracias por acompañarme en mi camino,*

*Junto a Júpiter en su paso por Sagitario (sistema trópico),*

*periodo de tiempo durante el cual se ha llevado a cabo este proyecto.*

***A mi madre***

# ÍNDICE

# ÍNDICE

## ÍNDICE DE ABREVIATURAS

| | |
|---|---|
| AA | Ácido araquidónico |
| APC | Adenomatous polyposis coli |
| ASA | American Society of Anesthesiologists |
| Asp | Aspartato |
| Cys | Cisteína |
| EDHF | Factor hiperpolarizante dependiente de endotelio |
| E max | Efecto máximo |
| ET-1 | Endotelina-1 |
| G | Gramos |
| Gln | Glutamina |
| Glu | Glucosa |
| Hab | Habitantes |
| His | Histidina |
| Leu | Leucina |
| Lys | Lisina |
| Log M | Logaritmo decimal de la concentración molar |
| L-NAME | Nitro-L-arginina metiléster |
| M | Mol |
| Met | Metionina |
| Ml | Mililitros |
| mM | Milimoles |
| NO | Óxido nítrico |
| NOS | Óxido nítrico sintasa |

| | |
|---|---|
| $pD_2$ | Sensibilidad vascular |
| PDGF | Factor de crecimiento vascular dependiente de plaquetas |
| Pg | Picogramos |
| $PGI_2$ | Prostaciclina |
| Phe | Fenilalanina |
| Ser | Serina |
| TNM | Tumor – nodo – metástasis |
| Trp | Triptófano |
| $TxA_2$ | Tromboxano $A_2$ |
| Tyr | Tirosina |
| UICC | International Union Against Cancer |
| Val | Valina |
| VEGF | Factor de crecimiento vascular dependiente de endotelio |
| VHA | Virus Hepatitis A |
| VHB | Virus Hepatitis B |
| VHC | Virus Hepatitis C |
| VIH | Virus Inmunodeficiendia Humana |

ÍNDICE DE FIGURAS

ÍNDICE DE TABLAS

# INTRODUCCIÓN

# 1. IMPORTANCIA CLÍNICA DEL CÁNCER COLON Y RECTO

El cáncer de colon y recto es la tercera neoplasia más frecuente, con una incidencia en España de 25,8 casos/100.000 hab/año para los varones y 15,8 casos/100.000 hab/año para las mujeres. La mortalidad por cáncer de colon y recto es de 12,2 fallecimientos/100.000 hab/año para los varones y de 19 fallecimientos/100.000 hab/año para las mujeres (Ferlay et al., 2007).

Entre las **causas** del cáncer de colon se encuentran factores genéticos y ambientales; estos últimos sugeridos por su asociación con una dieta rica en grasas, ingesta de alcohol, tabaquismo y sedentarismo. Una acumulación progresiva de alteraciones genéticas que sustentan la secuencia adenoma-carcinoma y el estudio de los síndromes de cáncer de colon hereditario muestran la importancia de los factores genéticos en el desarrollo de esta enfermedad (Takayama et al., 2006; Perea, 2007). Se han identificado mutaciones genéticas que afectan a genes implicados en el crecimiento y proliferación celular (*oncogenes activados,* por ejemplo, el oncogen CK-ras), y a genes relacionados con la regulación negativa del ciclo celular (*oncogenes supresores inactivados*, por ejemplo, el gen APC *adenomatous polyposis coli,* responsable de la poliposis adenomatosa familiar), otros genes encargados de corregir las alteraciones en la replicación del ADN (por ejemplo, la proteína p53) (Díez et al., 2007) así como los llamados *mismatch repair* (hMSH2 y hMSH1) responsables de la susceptibilidad al cáncer de colon hereditario no asociado a poliposis o síndrome de Lynch (Lynch et al., 2004; Cubo et al., 2000).

Aunque dos tercios de los casos se desarrollan en pacientes sin **factores de riesgo**, existe una cierta relación entre la presencia de cáncer de colon y recto y la historia familiar o personal de pólipos, de cáncer de colon y de enfermedad inflamatoria intestinal. Basados en esta relación, los **programas de diagnóstico precoz** recomiendan realizar en estas poblaciones de riesgo colonoscopia, y en personas mayores de 50 años pruebas de detección química de sangre oculta en heces y rectoscopia (Castells, 2004)

El cáncer de colon y recto puede permanecer silente durante varios años hasta la aparición de los primeros **síntomas**. Clásicamente los tumores situados en la mitad derecha del colon se presentan con anemia, heces con sangre, diarrea y dolor abdominal, mientras que los que se localizan en la mitad izquierda del colon se manifiestan con alteraciones del tránsito intestinal, dolor abdominal y hemorragia digestiva baja. Sin embargo, esta sintomatología típica sólo se presenta en un 40 % de los casos. Con menos frecuencia se detecta como una masa abdominal si el tumor es de gran tamaño o como una fístula al aparato urinario, generalmente en los tumores de colon izquierdo, o al estómago en los de colon transverso. Un 25 % de los pacientes acuden al área de urgencias con sintomatología aguda, por obstrucción intestinal en un 8–30% de los casos o por perforación intestinal en un 3–9 % de los casos, bien por extensión directa a través de la pared del colon o por perforación proximal secundaria a una gran distensión del ciego por una lesión distal que obstruye y válvula ileocecal competente. En un 20 % de los pacientes la enfermedad está extendida en el momento del diagnóstico y puede aparecer hepatomegalia e ictericia si existen metástasis hepáticas o ascitis en caso de afectación peritoneal (Lledó, 2000).

El tacto rectal forma parte de la **exploración física** ya que permite detectar los tumores situados a 7–10 centímetros del margen anal, que suponen el 10 % de los casos y demuestra la existencia de sangre en heces.

La colonoscopia completa es la prueba de elección para el **diagnóstico** del cáncer de colon y recto, porque facilita la obtención de biopsias para la confirmación histológica del diagnóstico y la detección de lesiones sincrónicas, presentes en el 5 % de los casos (Figura 1). Tiene una sensibilidad del 95 % para el diagnóstico del cáncer de colon y del 90 % para detectar pólipos mayores de un centímetro. Las complicaciones más frecuentes son la hemorragia, que ocurre en tres de cada 1000 casos, y la perforación, en uno de cada 1000 casos. Si la colonoscopia es incompleta, se recomienda realizar un enema opaco de doble contraste asociado a una rectoscopia. El enema opaco de doble contraste tiene una sensibilidad del

65–95 % para detectar lesiones mayores de 1 centímetro (Figura 2). La ecografía a través del ano y la resonancia magnética son útiles para precisar el nivel de invasión tumoral de la pared en las neoplasias de recto. El **estudio de extensión** de la enfermedad consiste en una radiografía de tórax para descartar metástasis pulmonares y una ecografía o tomografía axial computadorizada abdominal (Figuras 4 y 5) para identificar metástasis hepáticas y afectación peritoneal. La determinación del *antígeno carcinoembrionario* es útil para el **seguimiento** de la enfermedad y para la detección precoz de recurrencias (García Aguilar, 2005). Recientemente, la colonoscopia virtual, basada en la tomografía axial computadorizada helicoidal y combinando las imágenes en tres dimensiones, se ha desarrollado como procedimiento de diagnóstico precoz para la detección del tumor primario con una sensibilidad mayor del 90 % para pólipos mayores de un centímetro (Ferruchi, 2001)

Las **vías de diseminación** del cáncer colon y recto son tres: por invasión directa a órganos vecinos, por diseminación sanguínea y por diseminación linfática. La diseminación a distancia del cáncer colon depende de la localización del tumor primario. Generalmente los tumores situados en colon y recto superior metastatizan por vía portal en el hígado, desde donde se extienden a otros órganos; los tumores situados en el recto distal drenan por las venas hemorroidales inferiores a las hipogástricas y cava inferior por lo que suelen metastatizar directamente a los pulmones. Se encuentran metástasis en el momento del diagnóstico en el 25 % de los pacientes y se localizan con mayor frecuencia en ganglios linfáticos regionales, hígado, pulmón, hueso, peritoneo y cerebro.

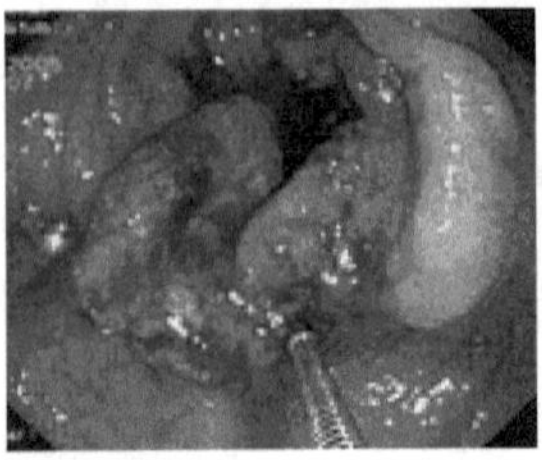

**FIGURA 1. Colonoscopia con cáncer de colon**

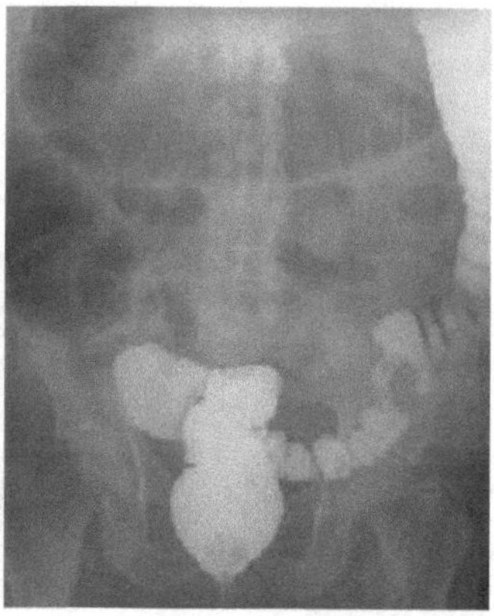

FIGURA 2. Enema opaco con neoplasia de sigma

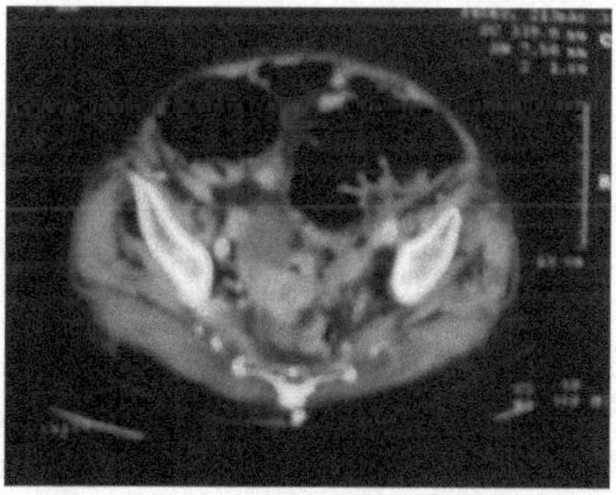

FIGURA 3. Tomografía axial computadorizada con neoplasia de recto

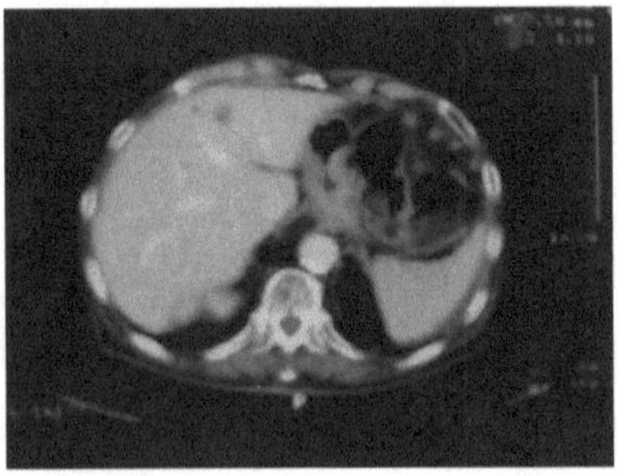

**FIGURA 4. Tomografía axial computadorizada con metástasis hepáticas en el lóbulo derecho**

Para estimar el pronóstico y seleccionar el tratamiento más adecuado se utilizan **clasificaciones** basadas en pruebas radiológicas, hallazgos intraoperatorios y estudios histológicos de la pieza resecada que tipifican los tumores según el grado de invasión de la pared del colon y la presencia de metástasis ganglionares.

La primera clasificación fue descrita por **Dukes** en 1932 (Dukes, 1932), es la más sencilla y contempla tres estadios:

- Estadio A: tumor localizado en la pared rectal
- Estadio B: tumor que invade los tejidos situados alrededor del recto
- Estadio C: invasión de ganglios linfáticos regionales

La **clasificación de Astler-Coller** (Astler-Coller, 1954) define los siguientes estadios:

- Estadio A: tumor limitado a la capa submucosa
- Estadio B1: tumor limitado a la capa muscular
- Estadio B2: tumor que invade toda la pared del colon
- Estadio C1: B1 con invasión ganglionar
- Estadio C2: B2 con invasión ganglionar

En 1974, se agrega una modificación en la que se valora la invasión de órganos vecinos y aparecen dos estadios más:

- Estadio B3: invasión de órganos vecinos
- Estadio C3: invasión de órganos vecinos y de ganglios linfáticos

La **clasificación tumor-nodo-metástasis (TNM)** descrita por la UICC (International Union Against Cancer) en 1987 añade la importancia del número de ganglios linfáticos infiltrados en el pronóstico. La última revisión a esta clasificación se realizó en 2002 (International Union Against Cancer, 2002) y considera que el número de ganglios afectados es un factor que influye en la mortalidad posoperatoria temprana (Christoforidis et al., 2004) (Tabla 1 y Figura 5).

Sistema TNM:

T (*tumor*): - Tx: el tumor primario no se puede evaluar

- T0: no hay evidencia de tumor primario
- Tis: cáncer in situ
- T1: tumor que invade la capa submucosa
- T2: tumor que invade la capa muscular propia
- T3: tumor que invade la subserosa o grasa situada alrededor del colon
- T4: tumor que invade la serosa o estructuras vecinas

N (*node*): - Nx: los ganglios linfáticos no pueden ser evaluados

- N0: no existen adenopatías infiltradas
- N1: 1–3 adenopatías infiltradas
- N2: 4 ó más adenopatías infiltradas
- N3: adenopatías infiltradas en los vasos principales

*M* (*metastasis*): - Mx: no se pueden evaluar las metástasis a distancia

- M0: ausencia de metástasis
- M1: metástasis a distancia

**TABLA 1. Estadios tumorales según la clasificación TNM**

| | | | |
|---|---|---|---|
| **Estadio 0** | Tis | N0 | M0 |
| **Estadio I** | T1,2 | N0 | M0 |
| **Estadio II** | T3,4 | N0 | M0 |
| **Estadio III** | T cualquiera | N 1, 2, 3 | M0 |
| **Estadio IV** | T cualquiera | N cualquiera | M1 |

La utilidad de estas clasificaciones consiste en que permiten realizar estudios comparativos para evaluar el **pronóstico y la supervivencia a los 5 años.** A continuación, se reflejan las diferencias en la supervivencia a los 5 años según los estadios tumorales (Hida et al., 2005).

**TABLA 2. Tasas de supervivencia a 5 años**

| | | | |
|---|---|---|---|
| **T1** | 97 % | **N0** | 98 % |
| **T2** | 90 % | **N1** | 74 % |
| **T3** | 78 % | **N2** | 51 % |
| **T4** | 38 % | **N3** | 30 % |

El **tratamiento** adecuado para el control local de la enfermedad es la resección del colon donde se sitúe el tumor, con el pedículo vascular y los ganglios linfáticos correspondientes.

Los pacientes que son intervenidos quirúrgicamente de cáncer de colon y recto deben firmar un consentimiento informado en el que se expliquen los riesgos de la operación y la posibilidad de estoma. En cirugía programada la mortalidad durante el periodo posoperatorio es menor del 5 %, el porcentaje de fístulas en las anastomosis menor del 4 % y el porcentaje de infección de la herida quirúrgica menor del 10 %. Aproximadamente, un 50 % de los pacientes desarrollan complicaciones urinarias y trastornos sexuales (Lledó, 2000).

Según la localización del tumor se distinguen los siguientes tipos de **intervención quirúrgica**:

- Colectomía derecha (Figura 5): resección del ciego, colon ascendente y ángulo hepático del colon junto con los últimos 10-15 centímetros de ileon terminal. Se liga la arteria cólica derecha en el origen de la arteria mesentérica superior.

- Resección de colon transverso: resección del colon transverso con ligadura de la arteria cólica media.

- Colectomía izquierda: resección segmentaria del colon izquierdo con ligadura de la arteria cólica superior izquierda.

- Resección de sigma: resección del sigma con ligadura de la arteria mesentérica inferior en su origen por debajo de la salida de la arteria cólica superior izquierda.

- Colectomía subtotal: resección del colon derecho, transverso, izquierdo y parte del sigma.

- Colectomía total: resección del colon derecho, transverso, izquierdo y del sigma.

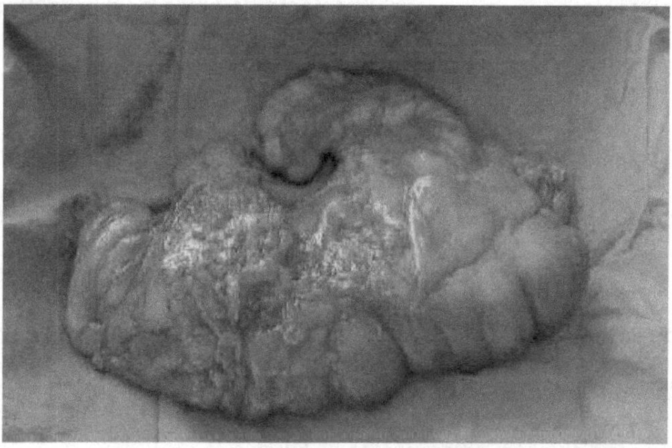

**FIGURA 5. Pieza de colectomía derecha con cáncer de colon derecho**

Las posibilidades del **tratamiento quirúrgico** para el **cáncer de recto** varían desde resecciones locales si el tumor es menor de 3 centímetros, no invade la capa submucosa e histológicamente está bien diferenciado, a resecciones anteriores bajas (Figura 6) y amputaciones abdominoperineales cuando el margen distal de seguridad de tumor de 2 centímetros implica la resección de los esfínteres anales. En caso de anastomosis muy próximas al esfínter es recomendable realizar un estoma de protección para disminuir el riesgo de fístula en la anastomosis por problemas isquémicos.

La continuidad del tránsito intestinal se establece mediante anastomosis término-terminales, término-laterales o latero-laterales (Figuras 7 y 8). Se pueden realizar de forma manual o mecánica en función del calibre de los segmentos que se anastomosan y de las preferencias del cirujano, ya que no existen diferencias significativas en cuanto a la aparición de complicaciones entre estas dos posibilidades.

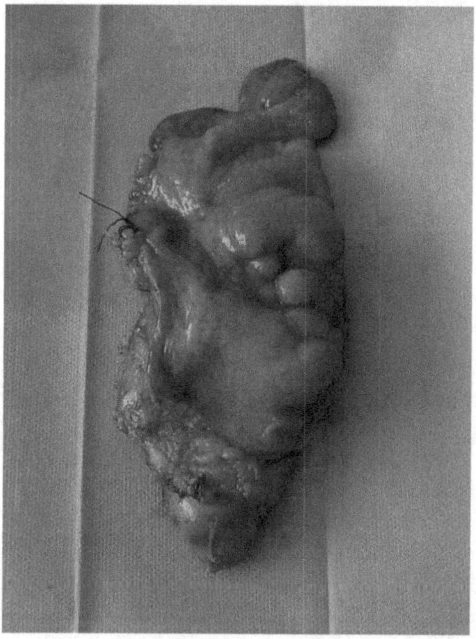

**FIGURA 6. Pieza de resección anterior baja por cáncer de recto**

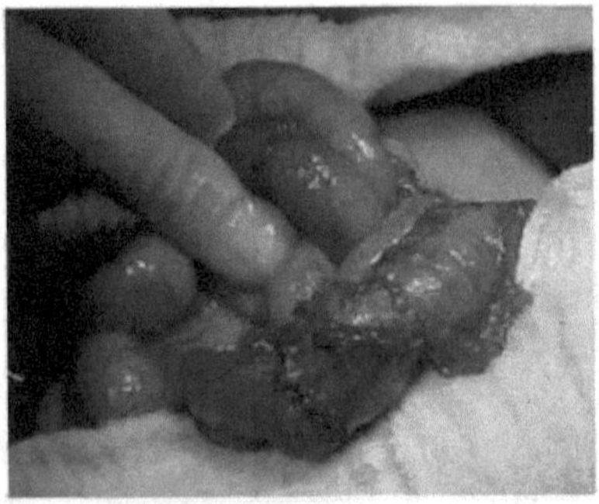

FIGURA 7. Anastomosis término-terminal

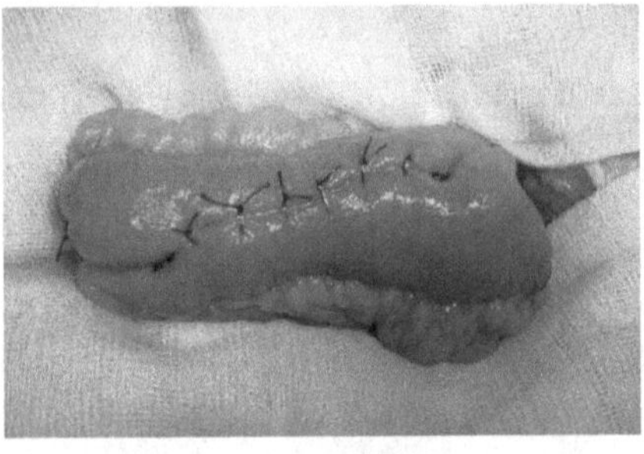

FIGURA 8. Anastomosis latero-lateral

Se considera que los márgenes de resección de tejido sano de 5 centímetros proximal y 2 centímetros distal al tumor son suficientes para evitar la recurrencia local porque se sabe que la extensión por la pared de los carcinomas de colon por vía linfática bajo la mucosa es menor de 4 centímetros (OncoSur, 2007).

Para disminuir la diseminación del cáncer durante la intervención quirúrgica se ha defendido el gesto quirúrgico de ligar previamente los pedículos vasculares antes de cualquier manipulación del tumor. Sin embargo, no se ha demostrado que esta técnica implique ventajas oncológicas (Wiggers T, 1998).

La diseminación ganglionar del tumor se produce por proximidad anatómica. Los ganglios linfáticos invadidos son sucesivamente los *pericólicos*, en contacto con la arcada circundante; los *intermedios*, en el mesocolon y, los *pediculares*, en el origen de los principales troncos arteriales. La disección ganglionar debe incluir al menos 10–15 ganglios linfáticos para permitir al anatomopatólogo establecer un pronóstico según el número de ganglios infiltrados y su localización.

## 2. ANATOMÍA DE LAS ARTERIAS DEL COLON Y RECTO

El **colon** está irrigado por ramas de las arterias mesentéricas superior e inferior. Cada rama de las arterias mesentéricas se bifurca en las proximidades del colon, y las dos ramas de bifurcación se anastomosan con las arterias vecinas. De esta manera, se forma un arco arterial a lo largo del intestino grueso llamado **arteria marginal del colon** *(arteria marginalis coli)*, del que parten **vasos cortos** que se ramifican en las dos caras del colon. Los vasos cortos se anastomosan en la parte interna y sobre todo en el borde libre del colon.

La **arteria mesentérica superior** *(arteria mesenterica superior)* irriga el colon hasta la flexura cólica izquierda junto con el intestino delgado y parte del páncreas. Nace de la cara anterior de la aorta, a nivel del borde superior de la primera vértebra lumbar y desciende posterior al páncreas y a la vena esplénica. Cruza el borde inferior del páncreas a la altura del cuello y, a continuación, pasa anteriormente al proceso unciforme del páncreas y a la porción horizontal del duodeno, desde donde penetra en el mesenterio. En su trayecto dentro del mesenterio describe una curva de convexidad hacia la izquierda. Da las siguientes ramas:

- **Arteria pancreático-duodenal inferior** *(arteria pancreaticoduodenal inferior)*.

- **Arteria pancreática inferior o magna** *(arteria pancreatica magna).*

- **Arterias yeyunales e ileales** *(arteriae jejunales e ileales).*

- **Arteria cólica media** *(arteria colica media).* Se separa de la arteria mesentérica superior cerca del borde inferior del páncreas, superior y anteriormente a la porción horizontal del duodeno, asciende hacia el colon transverso y se divide en dos ramas terminales: la **rama ascendente**, que se anastomosa con una rama de la arteria cólica izquierda y la **rama descendente**, que se anastomosa con la arteria cólica derecha o con la rama cólica de la arcada ileocólica.

- **Arteria cólica derecha** *(arteria colica dextra).* Nace del tronco de la arteria mesentérica superior y se bifurca en dos ramas: la **rama ascendente**, que se anastomosa con una rama descendente de la arteria cólica media y la **rama descendente**, que se anastomosa con la rama cólica de la arteria ileocólica.

- **Arteria ileocólica** *(arteria ileocolica).* Nace a la altura de la parte inferior de la porción horizontal del duodeno. Cruza la cara anterior de la vena mesentérica superior y desciende oblicuamente hacia el ciego. Se divide en: la **rama cólica** *(ramus colicus)*, que sube hacia el colon ascendente y se anastomosa con la rama descendente de la arteria cólica derecha o con la arteria cólica derecha y la **rama ileal** *(ramus* *ileal)*, que se dirige hacia el intestino delgado, se une con la rama terminal de la arteria mesentérica superior y forma el **arco ileocólico**, del que nacen unos vasos rectos terminales que son la **arteria cecal anterior** *(arteria caecalis anterior)*, **la arteria cecal posterior** *(arteria caecalis anterior)* **y la arteria apendicular** *(arteria appendicularis)*.

Después de dar todas sus ramas, la arteria mesentérica superior se bifurca y se anastomosa con la última de las ramas ileales y con la rama ileal de la arteria ileocólica.

La **arteria mesentérica inferior** *(arteria mesenterica inferior)* irriga la parte izquierda del colon y el recto. Sus ramas son las más frecuentemente estudiadas en este trabajo. Nace de la cara anterior de la aorta, a la altura de la tercera vértebra lumbar, posterior a la porción horizontal del duodeno. Se dirige hacia abajo y a la izquierda sobre la cara anterior y luego sobre la cara lateral de la aorta. Cruza el tronco simpático y discurre sobre el músculo psoas mayor, medial al uréter y a las arterias testiculares. Alcanza la arteria ilíaca común y desciende verticalmente hasta la tercera vértebra sacra donde se divide en las ramas terminales. Proporciona las siguientes ramas:

- **Arteria cólica izquierda** *(arteria colica sinistra)*, que nace de la arteria mesentérica inferior por debajo del duodeno, se dirige hacia arriba y a la izquierda hasta la vena mesentérica inferior con la que forma el **arco**

**vascular de Treitz**, pasa anterior a las arterias testiculares y medial al uréter y se divide en dos ramas: la **rama ascendente**, que se anastomosa con la rama ascendente de la arteria cólica media y la **rama descendente,** que se dirige horizontalmente hacia el colon descendente y después baja por el borde medial del colon hasta unirse con la rama ascendente de la primera arteria sigmoidea.

- **Tronco de las arterias sigmoideas o arteria cólica izquierda inferior**, que se divide en tres **arterias sigmoideas superior, media e inferior** *(arteriae sigmoidae superior, media, inferior)* que, a su vez, se bifurcan cerca del tubo digestivo en dos ramas ascendente y descendente que se anastomosan con las vecinas.

- **Arterias rectales superiores derecha e izquierda** *(arteria rectalis superior)*, posteriores al recto.

El **recto** está irrigado por las arterias rectales superiores, medias e inferiores. Además, la arteria sacra media puede proporcionar algunas ramas al recto desde los dos últimos agujeros sacros anteriores. Las **arterias rectales superiores** *(arteria rectalis superior)* son ramas de la arteria mesentérica inferior que salen a la altura del extremo superior de la pared posterior del recto. Son dos, derecha e izquierda y se dirigen hacia las paredes laterales del recto. Las **arterias rectales medias** *(arteria rectalis media)* son ramas de la arteria iliaca interna y llegan a la pared lateral del recto a la altura del extremo inferior de la ampolla rectal. Sus ramas se unen con las de las arterias rectales superiores e inferiores en la capa muscular y submucosa del recto. Las **arterias rectales inferiores** *(arteria rectalis inferior)* son ramas de la arteria pudenda interna. Atraviesan la fosa isquioanal y se distribuyen en el músculo esfínter externo del ano, pared del canal anal y la piel del margen anal. Sus ramificaciones se unen a las de la arteria rectal media en la capa submucosa del recto.

## 3. ANGIOGÉNESIS TUMORAL.

La **angiogénesis tumoral** es uno de los mecanismos de crecimiento y desarrollo del cáncer y forma parte de las alteraciones producidas en la célula cancerosa durante el proceso de formación de tumores, junto con la incapacidad para recibir señales inhibidoras del crecimiento, capacidad para responder de forma autónoma a señales activadoras del crecimiento, inhibición de la apoptosis, capacidad de replicación ilimitada y la propiedad de invadir tejidos y producir metástasis a distancia (Hannahan, 2000).

Durante la *primera* **fase de crecimiento tumoral** la neoplasia se desarrolla sin vasos sanguíneos debido a que los tumores secretan inhibidores del crecimiento, como la angiostatina, al torrente sanguíneo. En esta fase, las lesiones rara vez sobrepasan los 2–3 mm, suelen ser asintomáticas y clínicamente no se detectan. Sin embargo, predominan las metástasis microscópicas caracterizadas por su capacidad de diseminación a otros órganos. El tumor primario puede permanecer en este *estado de latencia* durante años. Después se produce la *segunda fase* de crecimiento tumoral, en la que un subgrupo de células cancerosas se desvía hacia un fenotipo que favorece la angiogénesis y el tumor se irriga. La lesión aumenta de tamaño, se hace sintomática, incrementa su grado de malignidad y adquiere la capacidad de crear metástasis macroscópicas (Fenton, 2005).

Los **vasos sanguíneos tumorales** son tortuosos, dilatados y presentan un diámetro irregular con abundantes ramificaciones y fístulas arterio-venosas, lo que contribuye a que el flujo sanguíneo dentro del tumor sea intermitente e irregular. La pared vascular tiene múltiples orificios debido a que las uniones entre las células endoteliales son anchas, la membrana basal discontinua o incluso puede estar ausente, y porque faltan pericitos y células del músculo liso a lo largo de la pared arterial (Figura 9). Esta estructura facilita un incremento de la permeabilidad de los vasos tumorales que, junto con la ausencia de vasos linfáticos, puede aumentar la presión del espacio intersticial e interferir con la llegada al tejido tumoral de los fármacos antineoplásicos. Además, las propias células cancerosas pueden formar parte del endotelio. En el caso del cáncer de colon las células tumorales pueden llegar a constituir un 15 % de las células de las paredes vasculares. La distribución de los vasos tumorales es heterogénea y anárquica debido a que existen áreas de baja densidad vascular generalmente en el centro de la lesión, mezcladas con regiones en las que prevalece la angiogénesis normalmente situadas en la periferia del tumor. Se han desarrollado técnicas de imagen como la resonancia magnética dinámica y la tomografía axial computadorizada que estudian los vasos sanguíneos tumorales, que aplicadas a la práctica clínica permiten valorar la respuesta de los tumores a los tratamientos que luchan contra la angiogénesis (Goh, 2007).

A)

B)

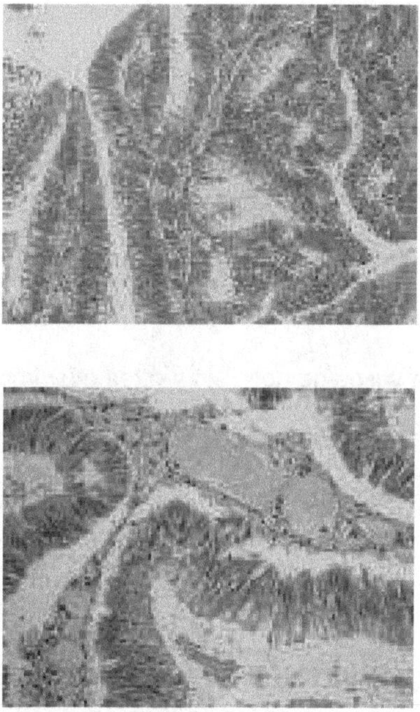

**FIGURAS 9 (A y B). Vasos sanguíneos tumorales en el cáncer de colon. Tinción hematoxilina-eosina (20x y 40x).**

Aunque la angiogénesis proporciona al tumor capacidad de diseminación hematógena, crecimiento y formación de metástasis y se ha observado una relación entre la actividad angiogénica y el tamaño del tumor, tipo histológico, estadio de Dukes y grado de malignidad tumoral (Yonenaga et al., 2005; Staton et al., 2007), también existen estudios que demuestran que no hay relación entre el número de vasos por milímetro cuadrado y la supervivencia ni el intervalo libre de enfermedad en el cáncer de colon y recto (Leme et al., 2006). Estas discrepancias se pueden explicar, en parte, por la heterogeneidad de la distribución de los vasos sanguíneos dentro del tumor, con zonas sin vasos de necrosis y otras muy irrigadas. Sin embargo, a pesar de estos resultados opuestos, se sabe que en la secuencia adenoma-carcinoma de los tumores de colon va aumentando la densidad de los vasos por milímetro cuadrado, y es especialmente alta en el carcinoma (Choi et al., 1998).

Existen varios **mecanismos de formación de vasos sanguíneos**. La mayor parte de los vasos se originan formando *brotes* gracias a la secreción de sustancias que activan la angiogénesis y que inducen la proliferación y migración de las células endoteliales hacia el tumor. En otro de los mecanismos de formación de vasos tumorales las células tumorales crecen hacia los vasos y los dividen funcionalmente en dos ramas. Por último, se ha descubierto que las células derivadas de los progenitores hematopoyéticos de la médula ósea pueden ser reclutadas por los tumores donde se diferencian en células endoteliales o adquieren la capacidad de secretar más factores para favorecer el proceso (Fenton, 2005).

La formación de nuevos vasos es el resultado de una cascada de acontecimientos en la que participan muchos tipos de moléculas y células. La angiogénesis tumoral comienza cuando se modifica el equilibrio dinámico entre factores que favorecen la angiogénesis y otros que la inhiben. Estos cambios se pueden producir en respuesta a distintos estímulos tales como la hipoxia, hipoglucemia, secreción de factores de crecimiento o proteínas de la inflamación por las células tumorales, estrés mecánico o cambios genéticos (Folkman, 1971).

El conocimiento de los mecanismos moleculares que regulan la angiogénesis puede tener **aplicaciones clínicas**. Este conocimiento puede permitir establecer el diagnóstico y pronóstico de algunas enfermedades, así como instaurar nuevas líneas de tratamientos eficaces en frenar el crecimiento tumoral y en potenciar el efecto tanto de la quimioterapia como de la radioterapia convencional.

La determinación de los valores plasmáticos del factor de crecimiento derivado del endotelio (Dirix et al., 1997), el recuento de vasos formados expresado como densidad de vasos por milímetro cuadrado (Weidner et al., 1991) y el uso de técnicas que utilizan marcadores endoteliales permiten cuantificar la actividad angiogénica para diferenciar los procesos neoplásicos y predecir las recurrencias tumorales y la aparición de metástasis a distancia (Xiao-Feng, 2006).

Por otro lado, existen estudios que resaltan la importancia de la presencia de oxígeno en la eficacia de la radioterapia (Koukourakis et al., 2000). Así, aunque una rica red vascular predice un comportamiento tumoral agresivo, favorece el acceso de la quimioterapia a las células tumorales y proporciona una mayor oxigenación con el consiguiente aumento de los efectos beneficiosos de la radioterapia. Por estas razones, hay líneas de tratamiento del cáncer basadas en activar los mecanismos que favorecen la angiogénesis tumoral que potencian la acción tanto de la quimioterapia como de la radioterapia convencional (Sonveaux et al., 2004).

El conocimiento de las bases fisiológicas de la función vascular y de la regulación del flujo sanguíneo tumoral, así como las nuevas investigaciones sobre las terapias que modifican la irrigación del tumor pueden ser consideradas como una nueva dirección hacia la que orientar el tratamiento del cáncer de colon y recto.

# 4. EL ENDOTELIO VASCULAR.

Tras el descubrimiento por Furchgott (Furchgott, 1980) del mecanismo de vasodilatación mediado por un factor relajante dependiente de endotelio, que se identificó como óxido nítrico, el endotelio se define como un complejo órgano capaz de reaccionar a distintos estímulos y participar en numerosos procesos biológicos. Una de las aplicaciones clínicas más relevante del conocimiento del endotelio vascular es que puede ser utilizado como una auténtica diana para la terapia ya que su área de superficie es amplia, se localiza próxima a la circulación y juega un papel destacado en la angiogénesis tumoral. Las investigaciones sobre los tratamientos oncológicos basados en la angiogénesis sugieren que tanto la quimioterapia como la radioterapia convencional pueden ser más eficaces si se dirigen hacia las células endoteliales, genómicamente más estables que las propias células tumorales y con un tiempo de generación más largo (Varda-Bloom et al., 2001).

El endotelio actúa como una unidad funcional capaz de reaccionar a estímulos nerviosos, humorales y mecánicos para regular el tono vascular mediante la secreción de sustancias vasoconstrictoras (radicales libres, endotelina-1 y tromboxano $A_2$), y sustancias vasodilatadoras (óxido nítrico, prostaciclina y el EDHF) (Herman et al., 1977; Galley et al., 2004) (Figura 18). Algunas hormonas (Torondel et al., 2004; Ferrero et al., 2006) y muchos procesos patológicos, entre ellos la cirrosis (Salcedo et al., 2007), la diabetes mellitus (García Villalón et al., 2003) o la presencia de otros factores cardiovasculares (Wierzbicki et al., 2004) pueden modificar la respuesta vascular a estas sustancias por la disfunción endotelial que producen. En condiciones normales, predomina la secreción de sustancias vasodilatadoras, especialmente NO, y el endotelio es pro-vasodilatador. Cuando se daña, predomina la secreción de sustancias vasoconstrictoras y el endotelio pasa a ser pro-vasoconstrictor. De estas moléculas secretadas por el endotelio en nuestro estudio tiene particular interés la endotelina-1.

La **endotelina-1** es un péptido vasoconstrictor, aislado por primera vez en células endoteliales de aorta porcina (Yanagisawa et al., 1988) y posteriormente en humanos (Yanagisawa et al., 1989). Se han identificado otros dos tipos de endotelinas, ET-2 y ET-3, en varios tejidos con una composición química similar y producidas por distintos genes (Inoue et al., 1989). Las endotelinas ET-1, ET-2 y ET-3 están distribuidas en varias células y tejidos (Davenport, 2006), con diferentes niveles de expresión, donde actúan como moduladores del tono vascular, de la proliferación celular y de la producción hormonal (Giannessi, 2001). La endotelina-1 es sintetizada predominantemente por las células del endotelio, aunque también puede ser sintetizada por las células del músculo liso vascular (Lerman et al., 1991) y por células epiteliales, mesenquimales, gliales y del hígado (Emori, 1991).

La endotelina-1 es codificada por un gen situado en el cromosoma 6 (Inoue et al., 1989) y se forma a partir de un **precursor molecular** que es procesado posteriormente a péptido activo. La síntesis de la endotelina-1 se desarrolla en el citoplasma de las células endoteliales, donde el ARN mensajero de la endotelina-1 humana codifica a la preproendotelina de 212 aminoácidos, que a través de la acción de una endopeptidasa es transformada en la pre-endotelina de 39 aminoácidos. Este fragmento posteriormente sufre la acción del enzima convertidor de endotelina, que es una metaloproteasa que rompe la unión en la posición triptófano21-valina22, transformándola en endotelina-1 (Yanagisawa et al., 1988), péptido activo de 21 aminoácidos con una estructura con forma de bastón y con cuatro aminoácidos de cisteína unidos mediante dos puentes de disulfuro (Figura 10).

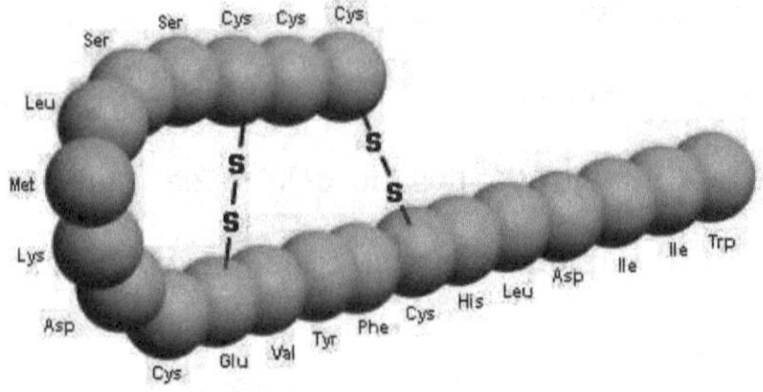


**FIGURA 10. Estructura molecular de la endotelina-1**

La **producción de endotelina está regulada** por estímulos químicos, los cuales pueden activar su síntesis (catecolaminas, trombina, angiotensina), o inhibir su producción (óxido nítrico, prostanglandinas y péptido auricular natriurético) (Boulanger et al., 1991; Kohno et al., 1990). También estímulos mecánicos, como el rozamiento del flujo sanguíneo sobre las paredes vasculares pueden inhibir su producción (Tamirisa et al., 1995). Aunque la producción en condiciones normales es baja, aumenta en respuesta a las lesiones de la célula endotelial (Kurzelewski, 2002).

La **concentración de endotelina-1 en plasma** es relativamente muy baja y puede aumentar en algunas condiciones patológicas (Miyauchi et al., 1989). En humanos se ha observado que los niveles plasmáticos en sujetos sanos son de aproximadamente 1,8 pg/ml, mientras que en algunos pacientes hipertensos estos niveles pueden llegar a ser de 30 pg/ml (Saito et al., 1990). Las personas que han presentado un infarto agudo de miocardio también tienen un incremento en las concentraciones plasmáticas de endotelina-1 hasta valores de 3,5 pg/ml el mismo día del infarto, volviendo a sus valores normales 14 días después (Miyauchi et al., 1989). El incremento de endotelina-1 plasmática se ha observado igualmente después del estrés quirúrgico o estrés físico agudo, así como en **enfermedades tumorales** (Shankar et al., 1998).

La **respuesta inducida por la endotelina** puede ser de dos tipos. El primero incluye la vasoconstricción, la contracción del músculo liso uterino y la secreción de aldosterona (Emori et al., 1991). El segundo tipo incluye la vasodilatación e inhibición de la agregación de las plaquetas (Masaki, 2004). Actualmente se han identificado varios tipos de **receptores** específicos para las endotelinas acoplados a proteínas G (Sakurai et al., 1992):

1. El **receptor ET-A**, localizado en células del músculo liso vascular (Masaki et al., 1995), ha sido aislado en arterias humanas de gran y pequeño calibre. Es 30-100 veces más sensible a la endotelina-1 que a la endotelina-3 y su principal efecto es la vasoconstricción. La estimulación de estos receptores por la ET-1 activa la fosfolipasa C, que induce un incremento de inositol trifosfato, diacilglicerol y del calcio dentro de la célula que, a su vez, conduce a la contracción de las células del músculo liso vascular (Levin, 1995).

2. El **receptor ET-B**, está localizado en las células endoteliales principalmente, aunque también se ha encontrado en el músculo liso vascular (Bax et al., 1993) y en neuronas colinérgicas (James et al., 1993). Tiene una afinidad similar para las tres endotelinas (Doherty, 1992) y generalmente produce dilatación vascular mediada por óxido nítrico (De Nucci et al, 1998; D´Orleans et al.,

1993). Sin embargo, puede tener una función vasoconstrictora en algunos lechos vasculares como la vena renal de rata (Clark & Pierre, 1995), la vena yugular de conejo (Sumner et al., 1992) y de rata (Gardiner et al, 1994) y la arteria pulmonar de conejo (Moreland et al., 1992). Este doble efecto del receptor ET-B plantea la hipótesis de la existencia de diferentes subtipos de receptores ET-B (Sokolovsky et al., 1992). En este sentido, se sabe que el efecto vasodilatador de las endotelinas está mediado por los receptores ET-B1, localizados en el endotelio vascular, y que el efecto vasoconstrictor de las endotelinas se produce tras la activación de los receptores ET-A y ET-B2, situados en el músculo liso vascular (Warner et al., 1992; Ohlstein et al., 1994; Nilsson et al., 2007) (Figura 11). Además, el receptor ET-B para la endotelina-1 es el responsable del aclaramiento de los niveles de endotelina-1 circulantes (Pollock & Schneider, 2006).

3. El **receptor ET-C** fue clonado posteriormente (Karner, 1992) y se aisló en cultivos de células endoteliales de bovino (Emori, 1990) y en el sistema nervioso central de ratas (Martin,1990). Tiene gran afinidad por la endotelina-3 y otros péptidos semejantes a las endotelinas.

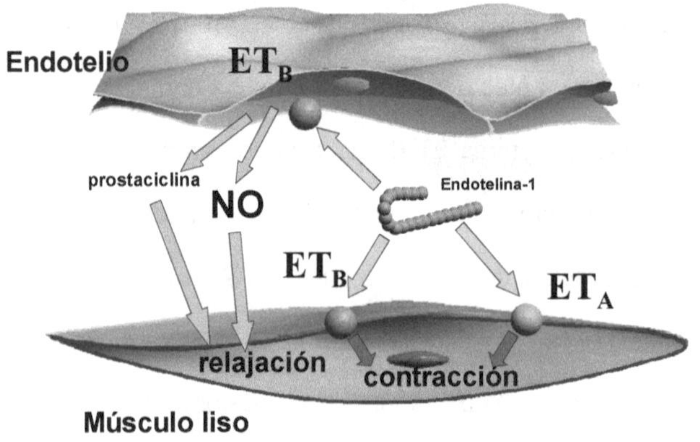


**FIGURA 11. Mecanismos de acción vascular de la endotelina-1**

La endotelina-1 puede funcionar como una hormona local actuando directamente sobre el músculo liso vascular y modulando la respuesta a otros estímulos. Así, se ha observado que, además del efecto vasoconstrictor directo, la endotelina-1 a bajas concentraciones sensibiliza las células musculares lisas y potencia la respuesta vasoconstrictora a la noradrenalina, histamina, vasopresina, serotonina y ATP (La, 1991; Rand, 1989; Wong-Dusting, 1990), así como al estímulo eléctrico (Wong-Dusting, 1991).

Además del efecto sobre el tono vascular, la endotelina-1 parece tener otros efectos de particular interés. Este péptido aumenta la expresión de genes y la síntesis de proteínas y así, por ejemplo, estimula la proliferación *in vitro* de fibroblastos (Simonson et al., 1989), células renales, células de músculo liso y células de varios tipos de tumores (Shichiri et al., 1991). Esta **activación de la proliferación celular** mediada por endotelina puede ser producida por acción directa o de forma sinérgica potenciando el efecto de otros factores de crecimiento implicados en la progresión tumoral (Battistini et al., 1993; Komuro et al., 1998). Por otro lado, junto con la estimulación de la proliferación celular (Grant et al. 2007), la endotelina-1 inhibe la apoptosis a través de la vía de los receptores ET-A (Shichiri et al., 2000; Eberi et al., 2000) favoreciendo la supervivencia de las células tumorales mediante mecanismos autocrinos. En este sentido, se ha observado que los inhibidores de los receptores ET-A inhiben la proliferación celular en experimentos realizados *in vitro* con líneas celulares de cáncer de colon (Ali et al., 2000). Por otro lado, existen investigaciones que sugieren que la endotelina-1 al activar los receptores ET-B, estimula la proliferación y migración de las células endoteliales, de tal forma que se potencia la angiogénesis para el crecimiento tumoral (Egidy et al., 2000).

Diversos estudios han demostrado que tanto los niveles plasmáticos de endotelina-1 y precursor, la pre-endotelina, así como la expresión de endotelina-1, del enzima convertidor de endotelina y de sus receptores están aumentados en casos de **enfermedades tumorales** (Arun, 2004; Elahi, 2004; Aliev et al., 2002; Arun et al., 2002; Inagaki et al., 1992), sugiriendo que la endotelina-1 juega un papel relevante en el crecimiento y progresión tumoral a través de mecanismos autocrinos y paracrinos. En este sentido, se ha objetivado un incremento en la expresión de endotelina-1 en el carcinoma de ovario (Bagnato et al., 1999) y un aumento en la expresión del enzima convertidor de endotelina en tumores renales junto con una expresión elevada de pre-endotelina en los carcinomas renales con áreas con muchos vasos sanguíneos (Douglas et al., 2004). Además, otros estudios demuestran que en el cáncer de pulmón aumenta la expresión de endotelina-1, del receptor ET-B y del enzima convertidor de endotelina (Ahmed et al., 2000) y que existen concentraciones plasmáticas de endotelina-1 y de pre-endotelina elevadas en el carcinoma hepatocelular (Ishibashi et al., 1993).

**Con respecto al cáncer de colon y recto**, se sabe que los niveles plasmáticos de endotelina-1 están aumentados en pacientes con este tipo de cáncer con y sin metástasis hepáticas (Shankar et al., 1998; Elahi et al., 2004). También se ha objetivado una expresión elevada de endotelina-1 en las células epiteliales, del estroma y endoteliales de los tumores (Ali et al., 2000) y en células endoteliales de los vasos que irrigan las metástasis hepáticas (Shankar et al., 1998), lo que supone un papel de la endotelina-1 en el desarrollo y angiogénesis tumoral, tanto local como sistémico. Asimismo, se han encontrado concentraciones plasmáticas de pre-endotelina-1 aumentadas en pacientes con cáncer de colon y recto, especialmente elevadas en los casos que presentan metástasis hepáticas (Simpson et al., 2000). Otros estudios realizados en ratas han demostrado una disminución del tamaño tumoral de las metástasis hepáticas inyectando inhibidores de los receptores ET-A por vía portal (Asham et al., 2001), lo que puede suponer una nueva línea de investigación en el tratamiento del cáncer colon.

Otras investigaciones dirigidas hacia el estudio del posible efecto beneficioso de la modificación del flujo sanguíneo tumoral en el tratamiento del cáncer indican que agonistas de los receptores ET-B disminuyen el flujo sanguíneo tumoral en ratas, y que este efecto se atenúa con inhibidores selectivos de los receptores ET-B (Bell et al., 1999). En este sentido, los inhibidores de los receptores ET-B podrían contribuir mediante la modificación del flujo sanguíneo tumoral y con el consiguiente aumento del acceso de los fármacos antineoplásicos a la lesión, a potenciar la respuesta del tumor a la quimioterapia (Hirsteal.,1991).

# OBJETIVOS

Los vasos sanguíneos tumorales tienen una estructura y unas características funcionales peculiares, desempeñan un papel destacado en el crecimiento y progresión del cáncer, y probablemente en la actitud terapéutica frente al tumor. El endotelio tiene un participación importante en la formación del sistema vascular y en el desarrollo de los procesos neoplásicos, posiblemente a través de la liberación de ciertas sustancias. Por otro lado, se ha descrito el aumento de endotelina-1 en el plasma de los pacientes con cáncer de colon. Este péptido posee particular interés, pues además de estimular la proliferación de las células tumorales e inhibir la apoptosis, puede favorecer o retrasar la progresión del cáncer mediante su efecto sobre el flujo sanguíneo tumoral. No se conoce, sin embargo, los efectos de la endotelina-1 sobre los vasos sanguíneos tumorales, por lo que, el estudio de estos efectos está justificado. Nuestra **hipótesis** es que las arterias tumorales presentan disfunción endotelial y una respuesta a la endotelina-1 anormal.

El **objetivo** principal del presente trabajo es estudiar la respuesta a la endotelina-1 en las arterias que irrigan los tumores de colon y recto humanos, y analizar el papel de los receptores ET-A y ET-B , del óxido nítrico y prostanoides en esta respuesta. Asimismo, se estudia el estado funcional del músculo liso vascular y del endotelio.

Para ello, se han utilizado arterias procedentes de piezas resecadas de pacientes intervenidos de cáncer de colon y recto, y se han distinguido dos tipos de arterias: las que irrigan directamente el tumor y las que están alejadas del tumor, ambas procedentes de los mismos pacientes con cáncer de colon. La respuesta de estas arterias a la endotelina-1 se ha comparado entre sí y también con la respuesta obtenida en arterias cólicas de otros pacientes sin patología neoplásica que se tomaron como controles. En estos tres tipos de arterias se llevaron a cabo los siguientes estudios:

1. Respuesta a la endotelina-1:

    a) En ausencia y en presencia de antagonistas específicos de los receptores ET-A (BQ 123) y ET-B (BQ788), y

    b) En ausencia y en presencia del inhibidor de la NO sintasa (L-NAME) y del inhibidor de la ciclooxigenasa (meclofenamato), y

2. Capacidad funcional del músculo liso vascular y del endotelio analizando la respuesta vasoconstrictora al cloruro potásico y vasodilatadora a la bradikinina, respectivamente.

Con este estudio se pretende aportar datos para conocer el comportamiento de la respuesta vascular de los tumores humanos ante estímulos de interés fisiopatológico como la endotelina-1 con el fin de entender los mecanismos que intervienen en el desarrollo tumoral. Asimismo, esto puede contribuir a facilitar el diseño y desarrollo de nuevas líneas de tratamiento oncológico.

# MATERIAL Y MÉTODOS

Los estudios se han llevado a cabo en segmentos de ramas de arterias mesentéricas humanas. Estas arterias fueron obtenidas de las piezas resecadas de pacientes intervenidos quirúrgicamente por neoplasias de colon y recto y por enfermedades no tumorales (enfermedad de Crohn y diverticulitis aguda) mediante resecciones de colon y recto en el Servicio de Cirugía General y del Aparato Digestivo "B" del Hospital Universitario 12 de Octubre de Madrid durante un periodo de tiempo comprendido desde Octubre del año 2002 hasta Julio del 2007. Todo el tratamiento quirúrgico fue supervisado o realizado por un grupo de cirujanos expertos en cirugía oncológica de colon y recto.

Este proyecto de investigación ha sido aprobado por el Comité Ético de Investigación Clínica del Hospital Universitario 12 de Octubre que ha dado su conformidad para la utilización de tejido arterial humano obtenido de piezas quirúrgicas para estos experimentos. Cada paciente firmó un consentimiento informado en el que aceptaba el uso de los especimenes en investigación médica antes de ser intervenidos.Se han excluido los pacientes con enfermedades infecciosas con serologías positivas para VHA, VHB, VHC y VIH.

En total se utilizaron arterias mesentéricas procedentes de 26 pacientes: 19 pacientes intervenidos quirúrgicamente por tumores de colon y recto y 7 por pacientes operados de diverticulitis aguda o de enfermedad de Crohn sin patología tumoral. En los casos de cáncer de colon y recto, se obtuvieron muestras de arterias que irrigaban directamente el tumor y de arterias alejadas del tumor.

Para identificar los vasos sanguíneos de la pieza resecada y así la dependencia y anatomía de la arteria que principalmente irriga el tumor y de la arteria alejada del mismo se procedía a realizar una arteriografía de la pieza de obtenida tras la resección quirúrgica canalizando primero la arteria principal e inyectando después contraste intravenoso *Optiray 300 ultraject.* En esta arteriografía se visualizaban los vasos sanguíneos tumorales que irrigan directamente el tumor y las ramas de las arterias alejadas del tumor (Figuras 12 a 14).

Para estudiar la respuesta vascular a la endotelina, las arterias mesentéricas se dividieron en tres grupos (Figura 15):

A) *Arterias del tumor* obtenidas de las arterias que irrigaban directamente los tumores

B) *Arterias alejadas del tumor* situadas lejos (a más de unos 5 cm) de la lesión

C) *Arterias controles (no tumorales)* extraídas de pacientes intervenidos por enfermedad de Crohn y diverticulitis aguda.

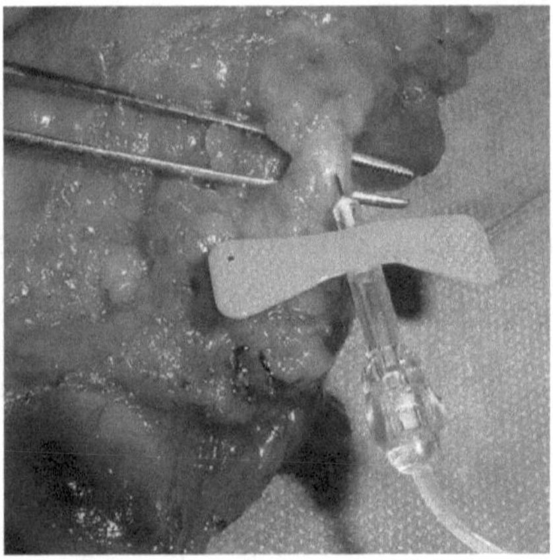

**FIGURA 12. Canalización de la arteria mesentérica inferior en una pieza de resección anterior baja por cáncer de recto**

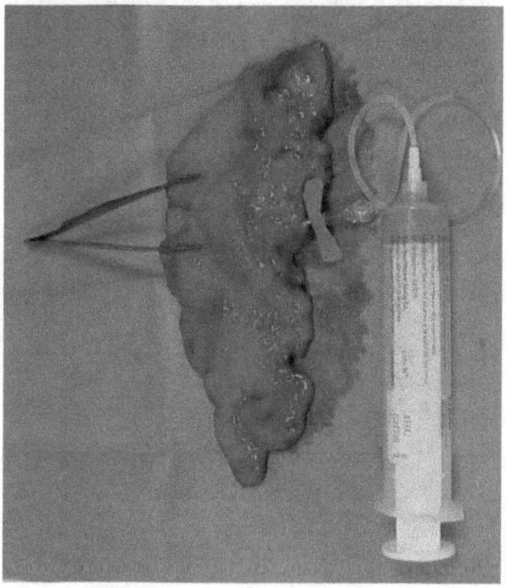

**FIGURA 13. Pieza obtenida tras resección anterior baja por cáncer de recto con la arteria mesentérica inferior canalizada para la realizar una arteriografía.**

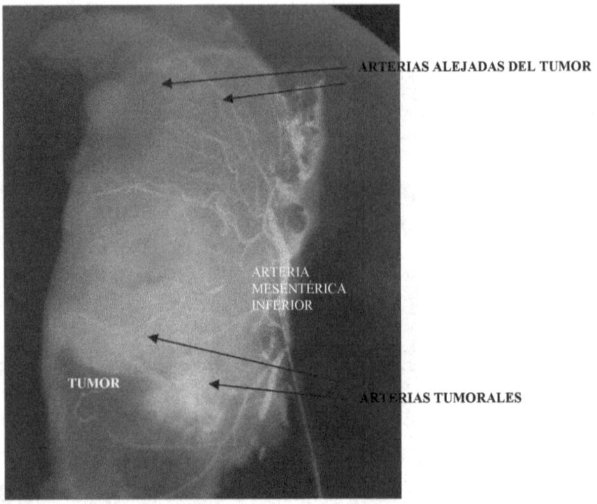


**FIGURA 14. Arteriografía de una pieza de resección anterior baja por cáncer de recto mediante la canalización de la arteria mesentérica inferior. Arterias tumorales y alejadas del tumor.**

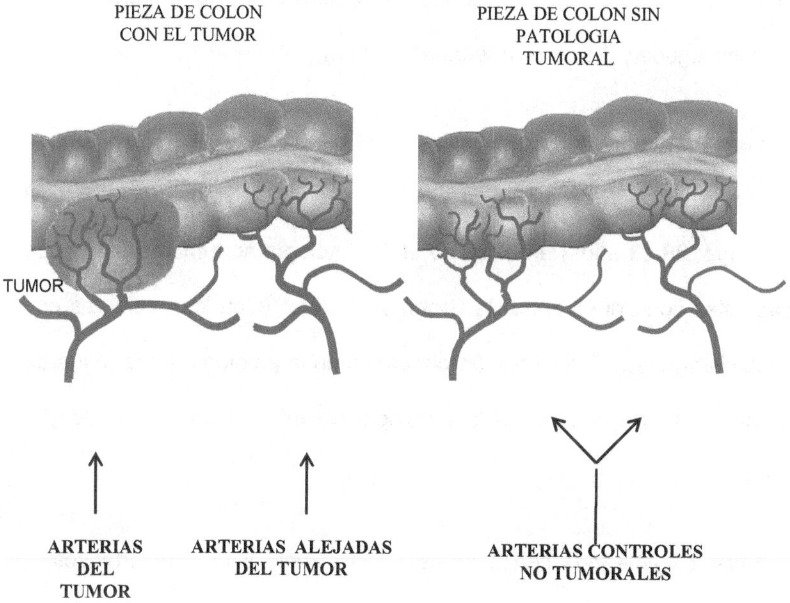


**FIGURA 15. Representación esquemática del tipo de arterias utilizadas en el estudio.**

## 1. CARACTERÍSTICAS CLÍNICAS DE LOS PACIENTES EN LOS QUE SE HAN OBTENIDO LOS SEGMENTOS ARTERIALES.

De los pacientes incluidos en el estudio (n=26), 19 fueron diagnosticados de neoplasias de colon y recto (6 presentaban metástasis a distancia) y 7 fueron diagnosticados de enfermedad no tumoral (4 de diverticulitis aguda y 3 de enfermedad de Crohn).

La edad media de los pacientes fue de 64,2 años (rango: 28-82 años), 66,4 años (rango: 39-82 años) en el grupo de la patología tumoral y 44,3 años (rango: 28-63 años) en el grupo de la patología no tumoral (37,3 años en pacientes con enfermedad de Crohn y 49,5 años en los pacientes con diverticulitis aguda). La distribución por sexos en la patología tumoral fue de 8 varones y 10 mujeres, y en la patología no tumoral de 3 varones y 4 mujeres.

Entre los enfermos con tumores colon y recto 9 eran hipertensos, 2 diabéticos y en 3 los perfiles lipídicos estaban alterados, y entre los que presentaban enfermedades no tumorales uno era fumador y otro presentaba alteraciones del perfil lipídico.

Todos los casos de neoplasias de colon y recto habían presentado síntomas durante un período de tiempo de menos de 6 meses: de ellos 6 manifestaron pérdida de peso, 10 hemorragia digestiva baja, 4 anemia, 5 alteraciones del ritmo intestinal, 3 dolor abdominal y 1 trastornos relacionados con la defecación. Con respecto a la patología no tumoral, en todos los pacientes el diagnóstico se realizó en menos de 6 meses desde la aparición de los síntomas: 4 manifestaron alteraciones del ritmo intestinal y 5 dolor abdominal.

Los 19 casos de neoplasia de colon y recto fueron diagnosticados de adenocarcinoma mediante el análisis anatomopatológico de las biopsias tomadas durante la colonoscopia. En 9 pacientes la lesión obstruía la luz del colon y en 10 se objetivaron pólipos asociados no malignos. La distribución de la localización de la lesión tumoral fue: 6 en el colon derecho, 1 en el colon transverso, 4 en el colon izquierdo, 1 en el sigma y 7 en el recto. En todos los pacientes con enfermedad de Crohn la lesión se localizó en el ileon terminal y en todos los casos de diverticulitis aguda en el sigma.

Seis pacientes fueron sometidos a estudio ecográfico y en 22 casos se realizó una tomografía axial computadorizada, en la que se objetivaron lesiones pulmonares en 4 casos y lesiones hepáticas en 7 casos. Con respecto a la patología tumoral, las lesiones hepáticas objetivadas en la tomografía axial computadorizada se describieron como metástasis hepáticas en 4 pacientes y en 3 como quistes hepáticos simples, y las lesiones pulmonares se definieron como metástasis en 2 casos y como nódulo pulmonar milimétrico en otros 2 casos.

En el estudio preoperatorio de todos los pacientes se incluyó una radiografía de tórax, con hallazgos patológicos en 10 casos, y un electrocardiograma, con alteraciones en 8 casos. Con respecto a la escala de riesgo anestésico ASA (American Society of Anasthesiologists), la distribución de los pacientes fue la siguiente: 5 ASA I, 13 ASA II, 7 ASA III, 1 ASA IV.

Las intervenciones quirúrgicas fueron las siguientes: 3 resecciones ileocólicas, 6 colectomías derechas, 1 resección segmentaria de colon transverso, 4 colectomías izquierdas, 5 resecciones de sigma, 7 resecciones anteriores bajas. Se realizaron 15 anastomosis término-terminales, 4 término-laterales y 6 latero-laterales; 15 fueron manuales con sutura biplano y 10 mecánicas con la grapadora *Curved Intraluminal Stapler CDH.* Un caso precisó colostomía terminal y no se realizó anastomosis. El tipo de anastomosis realizado en cada caso de resección de colon y recto se describe en la tabla 3.

**TABLA 3. Resección de colon y tipo de anastomosis (n=25).**

| RESECCIÓN | ANASTOMOSIS LATERO-LATERAL | ANASTOMOSIS TÉRMINO-LATERAL | ANASTOMOSIS TÉRMINO-TERMINAL | ANASTOMOSIS MECÁNICA | ANASTOMOSIS MANUAL |
|---|---|---|---|---|---|
| ILEOCÓLICA | 1 | 2 | 0 | 0 | 3 |
| COLON DERECHO | 4 | 2 | 0 | 1 | 5 |
| COLON TRANSVERSO | 1 | 0 | 0 | 0 | 1 |
| COLON IZQUIERDO | 0 | 0 | 4 | 2 | 2 |
| SIGMA | 0 | 0 | 4 | 2 | 2 |
| ANTERIOR BAJA | 0 | 0 | 7 | 5 | 2 |

En el estudio anatomopatológico de la pieza obtenida tras la intervención quirúrgica se definieron 4 casos como diverticulitis aguda, 3 casos como enfermedad de Crohn y 19 como adenocarcinoma de colon y recto. En relación a los casos de adenocarcinoma de colon y recto se utilizaron las clasificaciones de Astler-Coller y TNM para describir los hallazgos histológicos. La distribución de los casos fue la siguiente (Tablas 4 y 5):

**TABLA 4. Distribución de los pacientes con cáncer de colon y recto según la clasificación de Astler-Coller (n=19).**

| | NÚMERO DE PACIENTES |
|---|---|
| ESTADIO A | 1 |
| ESTADIO B1 | 2 |
| ESTADIO B2 | 9 |
| ESTADIO B3 | 1 |
| ESTADIO C1 | 0 |
| ESTADIO C2 | 3 |
| ESTADIO C3 | 3 |

**TABLA 5. Distribución de los pacientes con cáncer de colon y recto según la clasificación TNM (n=19).**

| T *tumor* | NÚMERO DE PACIENTES | N *nodo* | NÚMERO DE PACIENTES | M *metástasis* | NÚMERO DE PACIENTES |
|---|---|---|---|---|---|
| **Tis** | 1 | **N 0** | 13 | **M x** | 15 |
| **T 1** | 1 | **N 1** | 4 | **M 1** | 4 |
| **T 2** | 1 | **N 2** | 2 | | |
| **T 3** | 12 | **N 3** | 0 | | |
| **T 4** | 4 | | | | |

En todos los casos los bordes de resección estaban libres de enfermedad. La media del número total de ganglios linfáticos aislados incluidos en la pieza de resección fue de 21,3 (rango: 6-61).

La estancia media hospitalaria de los pacientes incluidos en este estudio fue de 17,4 días (rango: 9-47): en el grupo de la patología tumoral fue de 18,8 días (rango: 10-47) y en el de la patología no tumoral fue de 15,8 días (rango: 9-40). Los pacientes fueron dados de alta en el 12,8 días del periodo posoperatorio, 7,8 días en el grupo de la patología no tumoral y 14,6 días en el grupo de la patología tumoral.

## 2. OBTENCIÓN Y MONTAJE DE LOS SEGMENTOS ARTERIALES

Las arterias eran disecadas *ex vivo* de la pieza resecada por el cirujano inmediatamente después de la intervención quirúrgica (Figura 16 A y B).

Las muestras obtenidas de tejido arterial eran introducidas en solución salina fría y transportadas desde los quirófanos del Hospital Universitario "12 de Octubre" hasta los laboratorios del Departamento de Fisiología de la Facultad de Medicina de la U. A. M, dentro de un termo con hielo.

En el laboratorio las arterias se depositaban en una placa de Petri con suero fisiológico frío, colocada sobre hielo. En esta placa y con ayuda de una lente binocular Zeizz Stemi SR se seleccionaban arterias mesentéricas de aproximadamente 1 mm de diámetro y se cortaban en segmentos de 2 mm de longitud para montarlas en un sistema de registro de la tensión isométrica en un baño de órganos (Figuras 17 a 19). En total se utilizaron 235 segmentos arteriales, de 19 pacientes con tumor y de 7 pacientes sin tumor.

Desde la extracción de las arterias en el quirófano del Hospital hasta su montaje en el baño de órganos del laboratorio de Fisiología transcurrían 20-22 horas.

A)

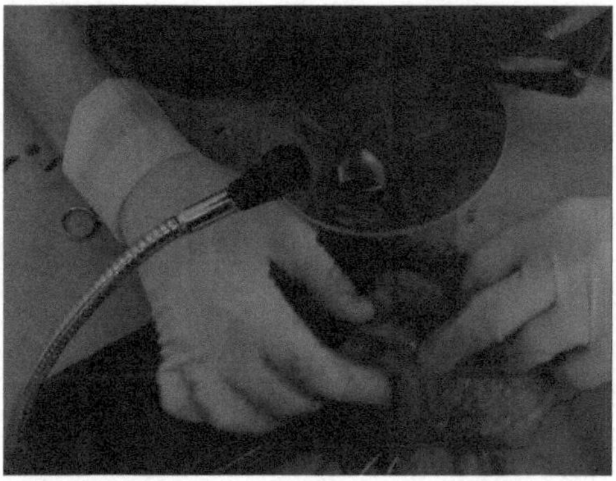

B)

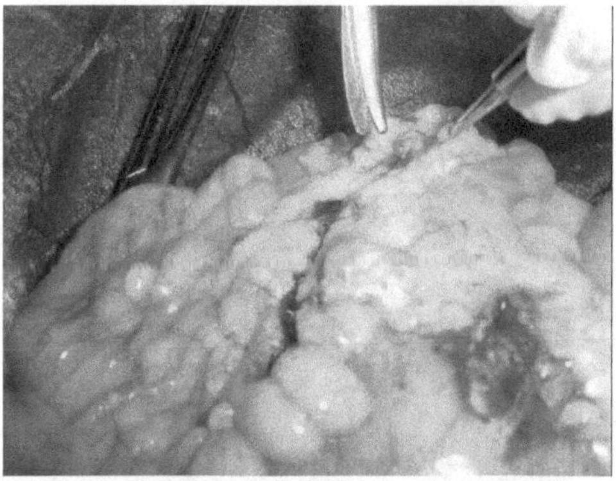

**FIGURA 16 (A y B). Disección *ex vivo* de las arterias procedentes de la pieza de resección en el quirófano del hospital.**

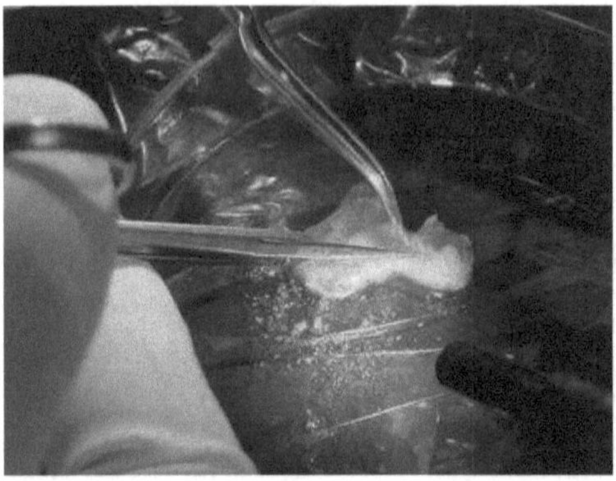

FIGURA 17. Disección arterial bajo el microscopio óptico en el laboratorio de Fisiología.

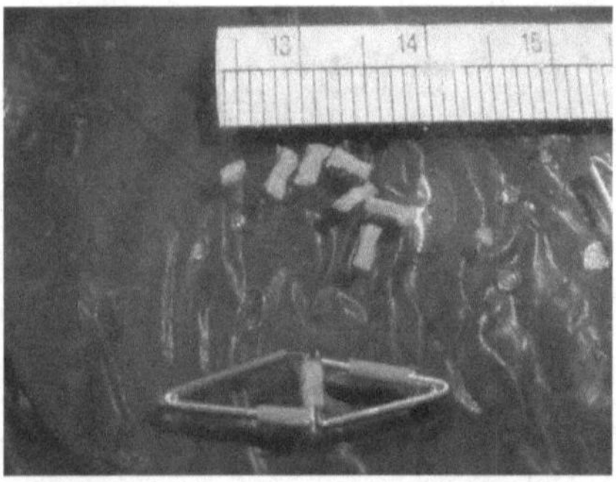


FIGURA 18. Segmentos arteriales.

## 3. REGISTRO DE LA TENSIÓN ISOMÉTRICA

La tensión isométrica desarrollada por la pared de los segmentos arteriales quedaba registrada a través de un sistema en el que se introducían a través de la luz vascular dos alambres de tungsteno de 100μm de diámetro. Uno de los alambres estaba fijado a la pared del baño de órganos, y el otro alambre se conectaba a un transductor para el registro de la tensión isométrica (Universal Transducing Cell Statham microscale accesory UL5). A través de un tornillo micrométrico, conectado al alambre móvil, se permitía desplazar este alambre verticalmente en sentido perpendicular al eje mayor del segmento arterial y aplicar la tensión pasiva deseada a la pared arterial. Para el registro de la tensión se utilizaba un ordenador y un sistema de adquisición de datos Maclab 8/e (ADInstruments) con el programa Chart V 3/4.

Los segmentos arteriales se introducían en un baño de órganos con 4 ml de solución Krebs-Henseleit, compuesta por (mM): NaCl 115; KCl 4.6; KH2PO4 1.2; CaCl 2.5; NaHCO3 25; glucosa 11. Esta solución se equilibraba con una mezcla gaseosa (95 % $O_2$ y 5 % de $CO_2$) a un pH 7.3 - 7.4. Un circuito de agua caliente mantiene el sistema a una temperatura de 37 ± 0.5 ºC (Figura 19).

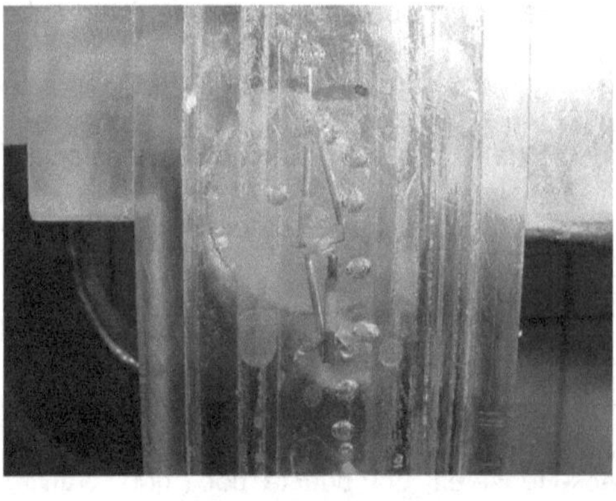

**FIGURA 19. Arteria montada en el baño de órganos para el registro de la tensión isométrica**

## DETERMINACIÓN DE LA TENSIÓN PASIVA ÓPTIMA

Antes de analizar la respuesta de los segmentos arteriales a la endotelina-1, se procedió a determinar la tensión basal óptima en un grupo de experimentos preliminares. Para ello, se registró la contracción producida por cloruro potásico (50 mM) después de exponer los anillos arteriales a diversas tensiones pasivas (0,15 - 0,3 - 0,6 – 2 – 4 - 8 g). En las arterias humanas mesentéricas la respuesta máxima al cloruro potásico se observó cuando eran expuestas a una tensión pasiva de 2-4 g, no siendo la respuesta significativamente diferente entre estas dos tensiones. En consecuencia, se tomó la tensión de 2 g como la tensión pasiva óptima para el resto de los experimentos. Para aplicar la tensión pasiva óptima, los segmentos vasculares se distendieron separando los alambres mediante un tornillo micrométrico (2 g) (Figura 20), y la tensión se reajustaba periódicamente hasta que se estabilizaba a la tensión pasiva deseada. Este periodo de ajuste duraba 2-3 horas.

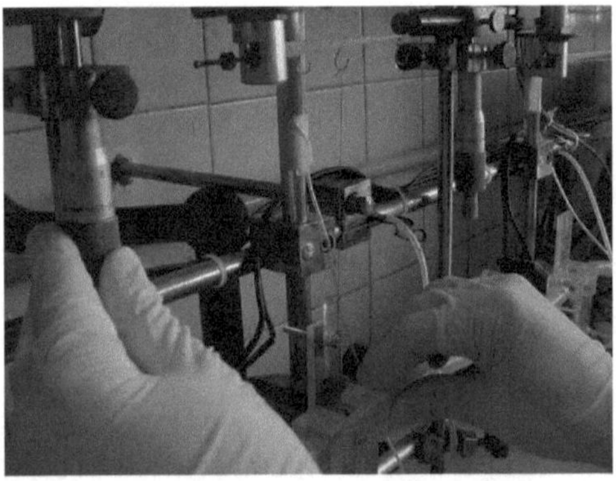

FIGURA 20. Ajuste de la tensión pasiva con un tornillo micrométrico.

## 4. PROCEDIMIENTO EXPERIMENTAL

Tras montar los segmentos vasculares en el baño de órganos y equilibrarlos a la tensión pasiva óptima de 2 g, se estimulaban con cloruro potásico (50mM) para determinar la contractilidad del músculo liso vascular y comprobar de este modo su viabilidad. Esta estimulación con cloruro potásico se repetía a intervalos de 30 minutos hasta que se obtenía una respuesta similar.

A continuación, se realizaron curvas concentración-respuesta a la endotelina-1 ($10^{-10}$ – $10^{-7}$ M). La endotelina-1 se añadía acumulativamente al baño, y después de cada concentración se esperaba hasta que la contracción arterial alcanzaba una meseta antes de añadir la siguiente. Para analizar la participación del óxido nítrico y de prostanoides en la respuesta a la endotelina-1, se realizaron curvas de concentración-respuesta a la endotelina-1 en presencia de L-NAME ($10^{-4}$ M) o de meclofenamato ($10^{-5}$ M), inhibidores de la óxido nítrico sintetasa o de la ciclooxigenasa, respectivamente. Estos bloqueantes se añadían al baño de órganos 20 minutos antes de comenzar la curva de concentración-respuesta a la endotelina-1 y permanecían en él durante la realización de la curva.

Para estudiar la participación de los receptores para la endotelina ET-A y ET-B en la respuesta a la endotelina-1, se realizaron curvas de concentración-respuesta a la endotelina-1 en presencia de inhibidores selectivos de estos receptores BQ123 ($10^{-6}$ M) y BQ788 ($10^{-6}$ M), respectivamente.

Para comprobar el estado funcional del endotelio arterial se examinó la relajación dependiente de endotelio realizando curvas de concentración-respuesta a la bradikinina. Previamente se contraían los segmentos vasculares con U46619 ($10^{-7}$ M) y cuando el tono contráctil alcanzaba un nivel estable se añadía la bradikinina ($10^{-9}$-$10^{-5}$ M) acumulativamente al baño de órganos. Algunos segmentos eran incubados previamente con L-NAME ($10^{-4}$ M) o meclofenamato ($10^{-5}$ M) para analizar la participación del óxido nítrico o prostanoides en la vasodilatación a la bradikinina.

## 5. ANÁLISIS ESTADÍSTICOS DE LOS RESULTADOS

Los resultados se expresaron como media +/- el error estándar de la media. La contracción a la endotelina-1 se expresó como porcentaje de la contracción al cloruro potásico, y la relajación a la bradikinina como porcentaje del tono activo alcanzado con U46619. La $pD_2$ (sensibilidad vascular) de cada curva fue calculada como el logaritmo negativo de la concentración que produce el 50 % del efecto máximo mediante interpolación geométrica.

El análisis estadístico para determinar posibles diferencias entre la respuesta vasoconstrictora a la endotelina-1 obtenida en los segmentos arteriales en presencia de L-NAME, meclofenamato, inhibidores selectivos de ET-A y ET-B *versus* control tanto en arterias humanas mesentéricas tumorales como no tumorales, se realizó mediante un análisis de la varianza (ANOVA) seguido por el test de Dunnett para comparar cada una de las condiciones experimentales con el control. Las diferencias se consideraron significativas cuando $p<0{,}05$.

## 6. SUSTANCIAS UTILIZADAS

Las soluciones de cada fármaco se prepararon inmediatamente antes de cada experimento en suero salino fisiológico con 0,01% de ácido ascórbico para evitar la oxidación del fármaco. En ningún caso el volumen total añadido al baño de órganos fue superior al 10 % del volumen inicial del mismo. Las concentraciones se expresaron en moles por litro (M) y representan la concentración final del baño.

Los productos utilizados en el presente trabajo y la procedencia de cada uno de ellos se relacionan a continuación: endotelina-1 (Humana-porcina), suministrada por los laboratorios BACHEM; NG – nitro-L-arginina metil éster (L-NAME), 2 (1,6-Dicloro-3-metilfenil-amino) sal de ácido benzoico (Meclofenamato), *cyclo*-(D-Asp-Pro-D-Val-Leu-D-Trp) (BQ-123), 2,6-Dimethylpiperidinecarbonyl-$\gamma$-Methyl-L-Leu-$N_{in}$-1(Meth-oxycarbonyl)-D-Trp-D-Nle sodium salt (BQ-788), 9,11-Dideoxy-11 $\alpha$, 9 $\alpha$-epoxymetano prostaglandina $F_{2\alpha}$ (U46619), sal de triacetato (bradikinina), suministradas por los laboratorios SIGMA; cloruro potásico, suministrado por los laboratorios MERCK.

# RESULTADOS

## 1. TENSIÓN PASIVA ÓPTIMA.

En las arterias mesentéricas tumorales a tensiones pasivas de 0,15-8 g, la estimulación con cloruro potásico (50 mM) produjo una contracción que dependía de la tensión pasiva previa. Esta contracción fue máxima para la tensión pasiva de 2–4 g y menor para tensiones pasivas menores o mayores. Puesto que la respuesta no fue estadísticamente diferente en las arterias con tensión pasiva de 2 y 4 g, se tomó como tensión óptima la de 2 g.

## 2. CONTRACCIÓN AL POTASIO.

La estimulación con cloruro potásico (50 mM) en las arterias equilibradas a la tensión óptima produjo contracción, que fue de 2,6 ± 0,3 g en las arterias tumorales (20 segmentos de 13 pacientes), de 2,2 ± 0,3 g en las arterias alejadas del tumor (16 segmentos de 10 pacientes) y de 2,6 ± 0,4 g en las arterias controles (10 segmentos de 4 pacientes). La respuesta al cloruro potásico no fue significativamente distinta en ninguno de los tres grupos arteriales (Tabla 6 y Figura 21).

## 3. RESPUESTA A LA ENDOTELINA.

La endotelina-1 ($10^{-10}$–$10^{-7}$) produjo una contracción que fue dependiente de la concentración en los tres grupos de arterias. Con respecto a la contracción producida por el cloruro potásico, el efecto máximo producido por la endotelina-1 fue similar en todos los casos: 194±15% en las arterias tumorales (20 segmentos de 13 pacientes); 215±21% en las arterias alejadas del tumor (16 segmentos de 10 pacientes) y 233±25 % en los controles (10 segmentos de 4 pacientes). Sin embargo, la sensibilidad a la endotelina-1 (Tabla 6) fue mayor en las arterias tumorales ($pD_2$=8,36±0,12) que en las arterias alejadas del tumor procedentes de los mismos pacientes ($pD_2$=7,92±0,13, $P<0,05$) y que en las arterias controles ($pD_2$=7,80±0,08, $P<0,01$).

**4. NO Y PROSTANOIDES.**

La incubación de los segmentos arteriales con el inhibidor de la síntesis de NO, L-NAME ($10^{-4}$ M) o del inhibidor de la ciclooxigenasa, meclofenamato ($10^{-5}$ M) no modificó la respuesta vasoconstrictora a la endotelina-1 en ninguno de los tres grupos arteriales (Tabla 7).

**5. RECEPTORES ET-A Y ET-B.**

El tratamiento con el antagonista de los receptores ET-A BQ123 ($10^{-6}$ M) o antagonista de los receptores ET-B BQ788 ($10^{-6}$ M) no modificó el tono basal de las arterias.

El antagonista de los receptores ET-A BQ123 ($10^{-6}$ M) redujo de forma similar la sensibilidad a la endotelina-1 en el grupo de las arterias alejadas del tumor ($pD_2$=7,45±0,05 vs. 8,17±0,26, $P<0{,}05$) y en el grupo de las arterias tumorales ($pD_2$=7,59±0,12 vs. 8,54±0,2, $P<0{,}05$) procedentes de los mismos pacientes. El antagonista ET-B BQ788 ($10^{-6}$ M) redujo la sensibilidad en las arterias tumorales ($pD_2$=8,07±0,08 vs. 8,54±0,2, $P<0{,}05$) pero no la modificó en las arterias alejadas del tumor ($pD_2$=8,29±0,22 vs. 8,17±0,26) (Tabla 8).

## 6. RESPUESTA A LA BRADIKININA.

En las arterias previamente contraídas con U46619 ($10^{-7}$ M), la bradikinina ($10^{-9}$ – $10^{-5}$ M) produjo una relajación que fue dependiente de la concentración. Esta relajación fue similar en los tres grupos arteriales. En presencia de L-NAME ($10^{-4}$ M) la relajación arterial producida por bradikinina fue reducida de forma significativa y esta reducción fue similar en los tres tipos de arterias; la relajación a la bradikinina no se modificó en presencia de meclofenamato en ninguno de los tres casos (Tabla 9).

**TABLA 6. Efecto máximo (E max, % de la contracción al cloruro potásico) y $pD_2$ de la respuesta a la ET-1, y contracción al KCl (50 mM) en arterias mesentéricas procedentes de tumores de colon y recto, en arterias alejadas del tumor, y en arterias procedentes de pacientes sin patología tumoral (controles).**

| | ET-1 Emax | ET-1 $pD_2$ | KCl (g) | N |
|---|---|---|---|---|
| **Arterias del tumor** | 194±15 | 8,36±0,12 | 2,6±0,3 | 20 |
| **Arterias alejadas del tumor** | 215±21 | 7,92±0,13* | 2,2±0,3 | 16 |
| **Arterias controles** | 233±25 | 7,80±0,08** | 2,6±0,4 | 10 |

N= número de segmentos vasculares.

*; ** Estadísticamente diferente en comparación con las arterias del tumor (*P<0,05; **P<0,01).

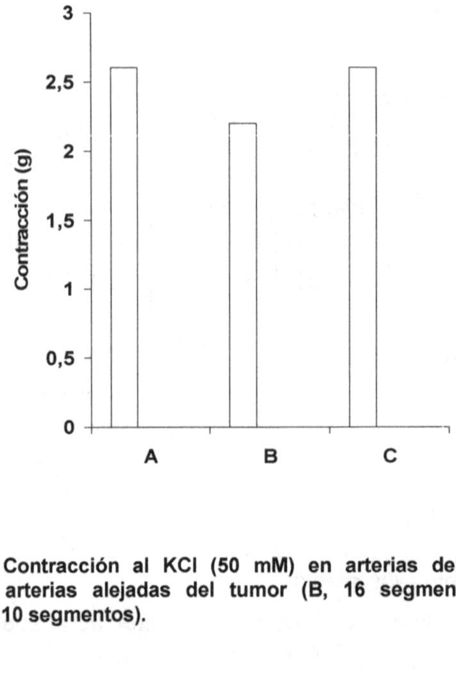


**FIGURA 21. Contracción al KCl (50 mM) en arterias del tumor (A, 20 segmentos), arterias alejadas del tumor (B, 16 segmentos) y arterias controles (C, 10 segmentos).**

**TABLA 7. Efecto máximo (E max, % de la contracción al cloruro potásico) y $pD_2$ de la respuesta a la endotelina-1 en arterias del tumor, en arterias alejadas del tumor, y en arterias no tumorales (controles), en ausencia y en presencia de L-NAME ($10_{-4}$ M) o meclofenamato ($10_{-5}$ M). N= número de segmentos vasculares**

| | Arterias del tumor | | | Arterias alejadas del tumor | | | Arterias controles | | |
|---|---|---|---|---|---|---|---|---|---|
| | **Emax** | **$pD_2$** | **N** | **Emax** | **$pD_2$** | **N** | **Emax** | **$pD_2$** | **N** |
| **Sin tratamiento** | 183±12 | 8,21±0,14 | 11 | 214±25 | 7,78±0,13 | 10 | 233±25 | 7,80±0,08 | 10 |
| **L-NAME $10^{-4}$ M** | 188±16 | 8,23±0,17 | 6 | 206±14 | 7,79±0,20 | 6 | 269±36 | 7,73±0,05 | 8 |
| **Meclofenamato $10^{-5}$ M** | 199±18 | 8,40±0,13 | 7 | 211±27 | 7,80±0,30 | 6 | 209±49 | 7,80±0,10 | 8 |

**TABLA 8. Efecto máximo (E max, % de la contracción al cloruro potásico) y $pD_2$ de la respuesta a la endotelina-1 en arterias del tumor y en arterias de alejadas del tumor, en ausencia y en presencia de BQ-123 ($10^{-6}$ M) o BQ-788 ($10^{-6}$ M).**

| | Arterias del tumor | | | Arterias alejadas del tumor | | |
|---|---|---|---|---|---|---|
| | **Emax** | **$pD_2$** | **N** | **Emax** | **$pD_2$** | **N** |
| **Sin tratamiento** | 208±29 | 8,54±0,2 | 9 | 218±41 | 8,17±0,26 | 6 |
| **BQ123 10-$^{6}$ M** | 221±24 | 7,59±0,12* | 9 | 130±13 | 7,45±0,05* | 6 |
| **BQ-788 $10^{-6}$ M** | 210±12 | 8,07±0,08* | 10 | 192±12 | 8,29±0,22 | 7 |

N= número de segmentos vasculares.

* Estadísticamente diferente en comparación con las arterias sin tratar ($P<0,05$).

**TABLA 9. Efecto máximo (Emax, % del tono activo) y $pD_2$ de la respuesta a la bradikinina en arterias previamente contraídas con U46619, del tumor, alejadas del tumor y controles, en ausencia y en presencia de L-NAME ($10^{-4}$ M) o meclofenamato ($10^{-5}$ M).**

| | Arterias del tumor | | | Arterias alejadas del tumor | | | Arterias controles | | |
|---|---|---|---|---|---|---|---|---|---|
| | Emax | $pD_2$ | N | Emax | $pD_2$ | N | Emax | $pD_2$ | N |
| **Sin tratamiento** | 87±3 | 7,16±0,14 | 11 | 81±6 | 6,99±0,07 | 7 | 79±6 | 7,24±0,13 | 9 |
| **L-NAME $10^{-4}$ M** | 45±10* | 6,77±0,13 | 6 | 47±19* | 6,98±0,26 | 3 | 43±12* | 7,00±0,08 | 4 |
| **Meclofenamato $10^{-5}$ M** | 87±8 | 7,23±0,18 | 5 | 86±7 | 7,00±0,1 | 3 | 87±6 | 7,50±0,20 | 6 |

N= número de segmentos vasculares. * Estadísticamente diferente en comparación con las arterias sin tratar ($P<0,05$)

# DISCUSIÓN

Los **vasos sanguíneos tumorales** son morfológicamente anormales, dilatados y tortuosos y con las capas de la pared vascular incompletas y desorganizadas (Jain, 1988). Una abundante irrigación del tumor, aunque implica un comportamiento tumoral agresivo, favorece el acceso de los fármacos antineoplásicos a las células cancerosas. Así, el efecto beneficioso de la quimioterapia es mayor cuando el tumor está más irrigado, es decir, cuando tiene un mayor número de vasos sanguíneos y cuando éstos están más dilatados (Feron, 2004). Por otro lado, la presencia de zonas hipóxicas dentro de los tumores está asociada a una baja respuesta a la **radioterapia** (Nordsmark & Overgaard, 2000) y, en este sentido, se han diseñado diferentes métodos para aumentar la oxigenación de la masa tumoral, tales como la inhalación de gas durante las sesiones de radioterapia (Becker et al., 2002), la corrección de la anemia (Dunst et al., 2002) e incluso en la terapia génica (Patterson et al., 2002).

De este modo, los vasos sanguíneos tumorales tienen un papel destacado en la eficacia de los tratamientos antineoplásicos y, por este motivo, el conocimiento de los mecanismos de regulación del flujo sanguíneo tumoral puede ayudar a descubrir nuevas terapias contra el cáncer.

El **endotelio vascular** actúa como un órgano cuya complejidad funcional es capaz de coordinar procesos fisiopatológicos que fomentan el desarrollo del cáncer. Su papel en la angiogénesis tumoral (Carmeliet, 2000) y su habilidad para secretar sustancias que estimulan la proliferación de las células tumorales avalan la importancia de este órgano en el desarrollo de la enfermedad neoplásica.

El endotelio participa en los mecanismos de regulación del flujo sanguíneo mediante la liberación de moléculas constrictoras (endotelina-1 tromboxano $A_2$) y dilatadoras (óxido nítrico, prostaciclina y factor hiperpolarizante dependiente de endotelio). En condiciones normales el endotelio es pro-vasodilatador, y esta función está alterada en los vasos tumorales de muchas neoplasias (Tozer et al., 1996), por lo que la modificación del **flujo sanguíneo tumoral** constituye otra de las formas mediante las cuales el cáncer asegura su progresión. Se sabe que el flujo sanguíneo tumoral es irregular, ya que dentro del tumor hay áreas muy irrigadas con un flujo sanguíneo elevado que corresponden a las zonas de crecimiento activo, y otras áreas necróticas donde el flujo sanguíneo está reducido y, por tanto, el acceso de los fármacos antineoplásicos está dificultado. Existen estudios basados en modelos experimentales que demuestran que una mayor oxigenación aumenta la eficacia de la radioterapia (Vodermark & Brown, 2003) y que la administración de sustancias vasodilatadoras como los inhibidores de los receptores ET-A facilitan el acceso de la quimioterapia al tumor (Martiniver et al., 2006) e incrementan los efectos terapéuticos de la radioterapia (Sonveaux et al., 2004).

La **endotelina-1** es una sustancia secretada por el endotelio que, además de producir una potente contracción vascular, tiene efectos sobre la expresión de genes y síntesis de proteínas que activan la proliferación celular (Shichiri et al., 1991) e inhiben la apoptosis (Peduto Eberl et al., 2003) por lo que participa en los mecanismos de desarrollo del cáncer (Grant et al., 2007). Estos efectos unidos al hecho de que este péptido está aumentado en el plasma de pacientes con algunos tipos de tumores (Shankar et al., 1998; Asham et al., 2001) hacen de la endotelina-1 una sustancia de particular interés en el estudio de la formación de tumores. En este sentido, sería conveniente conocer los efectos de este péptido sobre los vasos sanguíneos tumorales humanos para entender el papel de la endotelina-1 en la fisiopatología del crecimiento tumoral.

Por estos motivos, el **objeto de este trabajo**, ha sido estudiar la respuesta a la endotelina-1 en arterias tumorales humanas, con el fin de aportar datos para conocer mejor los mecanismos que regulan el flujo sanguíneo tumoral y, de esta manera, contribuir a conocer la fisiopatología del desarrollo tumoral y a diseñar tratamientos eficaces contra los tumores. A pesar de que la cirugía representa el único tratamiento curativo del cáncer de colon y recto y que junto con los regímenes actuales de que combinan la quimioterapia y la radioterapia se consiguen porcentajes de supervivencia global a los cinco años en torno al 60 % (Ponz et al., 2007), se pueden desarrollar otras terapias que aumenten la eficacia de los tratamientos adyuvantes actuales, basadas en la utilización de los vasos sanguíneos y del endotelio y sus marcadores como diana principal (O´Dwyer, 2006). De hecho, existen fármacos como el *bevacizuximab*, un anticuerpo monoclonal contra el receptor del factor de crecimiento vascular dependiente de endotelio (VEGF) (Hurwitz et al., 2004; Kabbivarav, 2003; Thornton et al., 2006) y como el *vatalanib*, otro anticuerpo monoclonal contra el factor de crecimiento dependiente de plaquetas (PDGF) (Thomas et al., 2007), que se utilizan como tratamientos de primera y segunda línea asociados a la quimioterapia en los pacientes con cáncer de colon avanzado.

El hallazgo de que estén aumentadas tanto la expresión de **endotelina-1** y de sus receptores **en los tumores de colon** (Asham et al., 2001), así como la concentración plasmática de endotelina-1 (Shankar et al., 1998) y de su precursor la pre-endotelina (Simpson et al., 2000), sugiere que este péptido tiene un papel relevante en la génesis y progresión de estos tumores por su función estimuladora de la proliferación celular y por su función en la regulación del flujo sanguíneo tumoral.

No es sencillo estudiar los efectos de la endotelina-1 sobre la respuesta vascular tumoral *in* vivo por las limitaciones éticas, y porque es técnicamente difícil medir y cuantificar los cambios del flujo sanguíneo tumoral *in vivo* (Davis, 1999). Para solucionar estos problemas, en este trabajo se utiliza un **método experimental** que permite analizar la respuesta vascular *in vitro*. Este procedimiento tiene las limitaciones propias de los estudios *in vitro*, pero está aceptado como forma de conocer la capacidad funcional de los vasos sanguíneos. Así, es posible registrar la respuesta de las arterias tumorales a la endotelina-1 sin que interfiera el efecto de los mecanismos que regulan el flujo sanguíneo y el tono vascular.

Los estudios sobre los efectos directos de la endotelina-1 sobre los vasos sanguíneos tumorales han sido realizados en arterias de animales de experimentación, principalmente de rata (Bell et al., 1997; Bell et al., 1999). Aunque estos estudios en animales pueden aportar datos relevantes sobre la función de la endotelina-1 en la regulación del flujo sanguíneo tumoral, la extrapolación de estos resultados a lo que ocurre en los seres humanos debe hacerse con cautela, puesto que pueden existir diferencias entre especies. El presente estudio se ha realizado en **arterias** tumorales **humanas** obtenidas durante la cirugía y, por lo tanto, los resultados podrían reflejar de forma más estrecha lo que ocurre en los pacientes y así permitir una mejor aproximación al conocimiento de la fisiopatología de los tumores humanos.

Respecto a los **pacientes incluidos en este estudio** se han excluido en la selección de la muestra los pacientes con serologías positivas para virus de la hepatitis A, B y C, y virus de la inmunodeficiencia humana como prevención de enfermedades infecciosas en la manipulación de tejido humano. No se han establecido otros criterios de exclusión, con el fin de obtener el mayor número de arterias humanas para su investigación. Sin embargo, las arterias humanas obtenidas de piezas tumorales proceden de pacientes que por su edad (66,4 años) presentan más factores de riesgo cardiovascular (9 pacientes con hipertensión arterial, 2 con diabetes mellitus y 3 con alteraciones del perfil lipídico) que los controles (44,3 años; 1 con alteraciones del perfil lipídico y 1 fumador) .

Por otro lado, analizamos el estado funcional del endotelio arterial mediante la realización de experimentos en los que se estudió el **efecto dilatador de la bradikinina** para valorar si el **papel del óxido nítrico** en esta relajación estaba modificado en las arterias tumorales con respecto a las no tumorales. La respuesta a la bradikinina fue similar en las arterias humanas cólicas tumorales, en las arterias alejadas del tumor y en las arterias de los pacientes controles (Tabla 9). Esto sugiere que el papel del óxido nítrico en la relajación arterial a la bradikinina no está alterado en el lecho vascular tumoral, y concuerda con el hallazgo de que el aumento de la sensibilidad en la respuesta a la endotelina-1 de las arterias tumorales no se relaciona con la alteración en la liberación del óxido nítrico ni de prostanoides, ya que el tratamiento con L-NAME o con meclofenamato no modificó el efecto de la endotelina-1 en las arterias tumorales. Sin embargo, hay estudios realizados en ratas sugiriendo que la liberación del óxido nítrico podría estar disminuida en los vasos tumorales (Tozer et al., 1996) y que la administración de inhibidores de la sintasa de NO (L-NNA) disminuye el flujo sanguíneo tumoral de forma selectiva en los sarcomas de ratas (Tozer et al., 1997).

Así, las diferencias entre la edad y los factores de riesgo cardiovascular de los dos grupos de pacientes, probablemente no hayan influido en los resultados, pues la sensibilidad a la endotelina-1 de las arterias tumorales fue mayor que la de las arterias de los controles, y también fue mayor que la sensibilidad de las arterias alejadas del tumor, procedentes de los mismos pacientes que las arterias tumorales y, por tanto, con las mismas características en cuanto a edad y factores de riesgo cardiovascular. La respuesta de las arterias alejadas del tumor fue similar a la de las arterias controles procedentes de pacientes más jóvenes y con menos factores de riesgo cardiovascular. Así, los factores de riesgo cardiovascular presentes en los pacientes con tumor probablemente no hayan influido en los resultados obtenidos con la endotelina-1.

Los resultados de este estudio muestran que la **endotelina-1** produce **contracción en los tres tipos de arterias cólicas humanas** utilizadas en este estudio (Tabla 6). Esto está de acuerdo con lo descrito en otros estudios realizados en arterias mesentéricas humanas (Miyauchi et al.,1996; García Villalón et al., 2006) y también con lo observado en arterias de otras especies tales como la rata (Deng & Sciffrin, 1991) o el perro (Tanoi et al, 1992).

Desde su descubrimiento, la gran mayoría de los estudios indican que la respuesta vascular a la endotelina-1 es fundamentalmente vasoconstrictora (Yanagisawa et al., 1988), y que esta respuesta se debe principalmente a la activación de los receptores ET-A localizados en el músculo liso vascular (Levin, 1995). Este efecto, sin embargo, podría ser modificado por la **interacción de la endotelina-1 con** factores liberados por el endotelio tales como **el óxido nítrico o los prostanoides**, de tal manera que el óxido nítrico disminuye la contracción a la endotelina-1 (Morawietz et al., 2000) y los prostanoides la potencian (Uddman et al., 1999; White et al., 2000). Los resultados obtenidos en el presente trabajo revelan que la vasoconstricción producida por la endotelina-1 en las arterias cólicas humanas tumorales y no tumorales no está modulada por el óxido nítrico ni por los prostanoides, ya que el tratamiento con inhibidores de las enzimas que sintetizan el óxido nítrico, como el L-NAME, o que sintetizan prostanoides, como el meclofenamato, no modificó la respuesta vascular a la endotelina-1 (Tabla 7). Resultados publicados por otros investigadores sugieren que la endotelina-1 produce vasodilatación mediante la estimulación de los receptores ET-B endoteliales y que esta vasodilatación está mediada por la liberación de óxido nítrico (Warner et al., 1989). Nuestros resultados están más de acuerdo con investigaciones realizadas en la circulación cerebral de cabras en las que se observa que el aumento de la resistencia vascular cerebral de cabras inducido por endotelina-1 no se modifica tras la administración de L-NAME o meclofenamato (Fernández et al., 1998). Por tanto, el papel del NO y de los prostanoides en la respuesta vascular producida por la endotelina-1 tal vez dependa del lecho vascular. En nuestro caso merece ser destacado que el NO y los prostanoides no modulan el efecto de la endotelina-1 en las arterias cólicas humanas, ya sean normales o tumorales.

Nuestros datos indican que **la sensibilidad a la endotelina-1 es mayor en las arterias cólicas que nutren directamente los tumores de colon y recto** que en las arterias cólicas alejadas del tumor procedentes de los mismos pacientes y que también es mayor en las arterias cólicas procedentes de pacientes sin patología tumoral (Tabla 6). El aumento de sensibilidad observado en las arterias tumorales podría ser específico para la endotelina-1, ya que la respuesta vasoconstrictora al cloruro potásico y el efecto máximo a la endotelina-1 (Tabla 6) fue similar en las arterias tumorales y no tumorales. Estos resultados contrastan con lo observado por Bell et al. (1997) en sus investigaciones sobre el flujo sanguíneo en el fibrosarcoma de ratas, donde se muestra que la administración intravenosa de endotelina-1 reduce el flujo sanguíneo en tejidos normales (piel, músculo esquelético, bazo, intestino delgado e hígado) y que esta disminución del flujo sanguíneo es menor en el tejido tumoral (fibrosarcoma), sugiriendo que existe una menor capacidad de respuesta de los vasos tumorales a agentes reguladores del tono vascular como la endotelina-1. Sin embargo, los resultados obtenidos en nuestro estudio son comparables con los de Sonveaux et al. (2004) en los que, mediante un procedimiento experimental para medir la tensión isométrica similar al utilizado en este estudio, encuentran que concentraciones muy bajas de endotelina ($10^{-10}$ M) producen contracción en las arterias de tumores hepáticos trasplantados en ratones y no en las arterias sanas. Estos dos estudios (Bell et al., 1997; Sonveaux et al., 2004) y el nuestro sugieren que los efectos de la endotelina-1 sobre los vasos sanguíneos tumorales pueden variar según sea el tipo de neoplasia y, tal vez, la especie utilizadas en las investigaciones. No obstante, los estudios realizados en este campo son aún muy escasos para llegar a conclusiones sólidas. Nuestros hallazgos podrían tener relevancia, pues un aumento de la sensibilidad de los vasos tumorales a la endotelina-1 podría influir en la regulación del flujo sanguíneo tumoral y, por tanto, en la fisiopatología del crecimiento tumoral.

En el presente trabajo, observamos que el tratamiento con un **inhibidor selectivo de los receptores ET-A (BQ123)** disminuye la sensibilidad a la endotelina-1 (Tabla 8), tanto en las arterias tumorales como en las arterias alejadas del tumor, y que esta disminución fue similar en los dos tipos de arterias. Sin embargo, el tratamiento con un **inhibidor selectivo de los receptores ET-B (BQ788)** disminuye la sensibilidad a la endotelina-1 en las arterias tumorales pero no en las arterias alejadas del tumor (Tabla 8). Estos resultados sugieren que los receptores ET-A intervienen en la respuesta vasoconstrictora a la endotelina-1 de forma similar en las arterias tumorales como en las arterias alejadas del tumor, mientras que los receptores ET-B contribuyen a la respuesta vasoconstrictora a la endotelina-1 en las arterias tumorales pero no en las arterias alejadas del tumor. En consecuencia, se podría concluir que el papel de los receptores ET-A en la respuesta a la endotelina-1 no se altera en las arterias tumorales mientras que sí se altera el papel de los receptores ET-B en este tipo de arterias. Tal vez se produzca una mayor expresión y/o sensibilidad de este tipo de receptores en las arterias tumorales, lo que podría ser la causa de la mayor sensibilidad a la endotelina-1 encontrada en estas arterias.

La mayoría de los datos disponibles indican que la vasoconstricción provocada por la endotelina-1 está mediada principalmente por los receptores ET-A, y este papel dominante de los receptores ET-A se ha observado en arterias humanas tales como la arteria mamaria interna (He et al., 2007). Sin embargo, los receptores ET-B también pueden participar en la vasoconstricción producida por la endotelina-1 en las arterias mesentéricas de rata (Mickley et al., 1997). Existen datos sugiriendo que los dos tipos de receptores podrían estar alterados en los vasos sanguíneos tumorales. En este sentido, investigaciones realizadas en modelos experimentales han encontrado que hay un aumento de la respuesta vasoconstrictora a la endotelina-1 como consecuencia de la estimulación de los receptores ET-B en el fibrosarcoma de rata (Bell et al., 1999). Estudios llevados a cabo en tumores hepáticos de ratones demuestran que la expresión de los receptores ET-A está incrementada en los vasos tumorales (Sonveaux et al., 2004). Por otro lado, también se ha observado que la expresión de los receptores ET-A está aumentada y la de los receptores ET-B está disminuida en el propio tejido tumoral del cáncer de colon y recto humano (Ali et al., 2000). Hasta donde nosotros sabemos, no se ha publicado ningún trabajo en el que se estudie la expresión de los dos tipos de receptores para la endotelina-1 en el tejido arterial que irriga los tumores colorrectales en humanos.

En el presente estudio se ha encontrado que la sensibilidad a la endotelina-1 en las arterias que irrigan directamente los tumores de colon es mayor que en las arterias alejadas del tumor procedentes de los mismos pacientes (Tabla 7). Estos resultados sugieren que la alteración en el **efecto de la endotelina-1** en las arterias tumorales se produce **a un nivel local,** en los vasos del interior del tumor, probablemente provocada por cambios en el ambiente tumoral. De hecho, se ha observado que las células tumorales liberan factores que afectan a las células endoteliales de los vasos tumorales, como el factor de necrosis tumoral $\alpha$ y la interleukina-1$\beta$ (Kristensen, 1997), capaces de potenciar la contracción producida por la estimulación de los receptores ET-B en arterias humanas (White et al., 2000) o de ratas (Leseth et al., 1999; Uddman et al., 1999). Además, aunque los niveles plasmáticos de estas citokinas no están aumentados en los pacientes con tumores, se sabe que sus concentraciones locales en el tejido tumoral son superiores a los niveles circulantes (Yan et al., 2006).

La aparición de receptores para la endotelina ET-B vasoconstrictores puede darse en otras situaciones patológicas. La isquemia coronaria produce un aumento de la contracción a la endotelina-1 en las arterias coronarias, debido a la expresión de receptores ET-B vasoconstrictores en el músculo liso vascular (Climent et al., 2005). Además, se ha observado que en arterias pulmonares de ratas con hipertensión pulmonar la estimulación de los receptores ET-B con altas concentraciones de agonistas produce una marcada vasoconstricción (Sauvageau et al., 2007). Este fenómeno es semejante a lo encontrado en el presente trabajo, y sugiere que **en distintas situaciones patológicas, como el cáncer o la isquemia**, se produce una alteración local en el tejido afectado, que induce **la aparición de receptores ET-B en el músculo liso** de los vasos sanguíneos en dicho tejido. Por tanto, el papel de los receptores ET-B en la respuesta vasoconstrictora a la endotelina-1 puede ser pequeño en los vasos sanguíneos normales, pero puede ser relativamente mayor en los afectados por diferentes tipos de patología, por ejemplo, tumoral, como sugieren nuestros datos. Esto **produciría como resultado un mayor efecto vasoconstrictor de la endotelina-1**, que podría trastornar la regulación del flujo sanguíneo y e influir en la fisiopatología tumoral. Nuestros resultados adquieren mayor relevancia al considerar que los niveles plasmáticos de endotelina-1 parecen estar aumentados en los pacientes con tumores de colon (Shankar et al., 1998). Este estudio (Shankar et al., 1998) y el nuestro apoyan la idea de que la endotelina-1 podría tener un papel significativo en la regulación de la función vascular tumoral y, por tanto, en el desarrollo del propio tumor.

**En resumen**, los resultados obtenidos en este trabajo sugieren que la sensibilidad a la endotelina-1 está aumentada en las arterias cólicas de los tumores de colon y recto humanos con respecto a arterias cólicas que irrigan el colon normal. Este fenómeno puede deberse a la expresión y/o mayor sensibilidad de los receptores ET-B vasoconstrictores en el músculo liso de las arterias tumorales, tal vez causado por los cambios que se producen en el medio local en el interior del tumor. Considerando que los niveles de endotelina-1 están aumentados en pacientes con tumores de colon (Shankar et al., 1998), nuestros resultados pueden tener interés para su aplicación en el tratamiento del cáncer colon. La utilización de inhibidores de los receptores ET-B podrían aumentar de forma selectiva el flujo sanguíneo tumoral y de esta manera conseguir, por un lado, incrementar el acceso de la quimioterapia al tumor y así mejorar su eficacia y, por otro lado, mejorar la oxigenación de la masa tumoral potenciando de esta modo el efecto beneficioso de la radioterapia.

Este estudio podría abrir el camino hacia **nuevas investigaciones futuras** que analicen, por ejemplo, la expresión de los receptores ET-B para la endotelina-1 en el tejido arterial humano de tumores de colon, con la finalidad de completar los resultados obtenidos en estos experimentos. Así se ampliaría el conocimiento de los mecanismos que regulan el flujo sanguíneo tumoral, con lo que se plantearía la posibilidad de nuevas líneas de tratamiento oncológico contra el cáncer de colon y recto.

# RESUMEN Y CONCLUSIONES

Los tumores desarrollan mecanismos que favorecen su desarrollo adaptando la irrigación y el flujo sanguíneo a las necesidades de crecimiento del tejido. En esta adaptación vascular, el endotelio podría desempeñar un papel clave al liberar sustancias que regulan el tono vascular como la endotelina-1, cuya secreción aumenta en los tumores de colon y puede afectar al flujo sanguíneo tumoral. Hasta donde nosotros sabemos no se conoce la respuesta de los vasos tumorales a la endotelina-1 en el cáncer de colon y recto, y este conocimiento puede contribuir a entender la fisiopatología del desarrollo tumoral.

Por tanto, el presente trabajo se ha realizado para estudiar el efecto de la endotelina-1 sobre los vasos sanguíneos tumorales. Para ello se han utilizado arterias cólicas que irrigan los tumores de colon y recto humanos y hemos analizado el papel del NO, de los prostanoides, así como el de los receptores ET-A y ET-B en los efectos de la endotelina-1.

La **hipótesis** planteada es que la respuesta vasoconstrictora a la endotelina-1 está alterada en las arterias tumorales, lo que puede constituir uno de los mecanismos que influyen en la regulación del flujo sanguíneo y desarrollo tumoral.

Para demostrar esta hipótesis se han utilizado arterias cólicas procedentes de pacientes con cáncer de colon y recto y con otras enfermedades digestivas no oncológicas intervenidos mediante colectomías. Se comparó la respuesta *in vitro* a la endotelina-1 en arterias que irrigaban directamente los tumores con la obtenida en arterias alejadas del tumor procedentes de los mismos pacientes, y con la obtenida en arterias de pacientes sin tumor (éstas últimas se utilizaron como controles). Esta respuesta a la endotelina-1 se examinó en presencia y en ausencia de L-NAME (inhibidor de la síntesis de NO) o de meclofenamato (inhibidor de la síntesis de prostaglandinas) para analizar si la respuesta a la endotelina-1 está o no relacionada con NO y prostaglandinas, respectivamente. También se examinó esta respuesta en presencia y en ausencia de antagonistas selectivos de los receptores ET-A y ET-B para analizar la participación de estos tipos de receptores en el efecto vasoconstrictor de la endotelina-1. Además, se estudió la respuesta vasodilatadora a la bradikinina para examinar el estado funcional del endotelio, así como la respuesta vasoconstrictora al cloruro potásico para conocer la capacidad funcional del músculo liso vascular.

Los **RESULTADOS** obtenidos fueron los siguientes:

1. La estimulación con cloruro potásico produjo una respuesta vasoconstrictora que fue similar en las arterias tumorales, las alejadas del tumor y las controles. Asimismo, la relajación producida por la bradikinina fue similar en los tres tipos de arterias. Este efecto de la bradikinina fue inhibido por el L-NAME y no fue modificado por el meclofenamato.

2. La endotelina-1 produjo vasoconstricción dependiente de la concentración en los tres grupos de arterias, pero la sensibilidad a la endotelina-1 fue mayor en las arterias tumorales que en las arterias alejadas del tumor procedentes de los mismos pacientes y que en las arterias controles.

3. El tratamiento con L-NAME o con meclofenamato no modificó la respuesta vasoconstrictora a la endotelina-1 en ninguno de los tres grupos de arterias.

4. El bloqueo selectivo de los receptores ET-A redujo la sensibilidad a la endotelina-1 de forma similar en las arterias tumorales y en las arterias alejadas del tumor.

5. El bloqueo selectivo de los receptores ET-B redujo la sensibilidad a la endotelina-1 en las arterias tumorales pero no la modificó en las arterias alejadas del tumor.

Estos resultados conducen a las siguientes **CONCLUSIONES**:

En las arterias cólicas de tumores de colon y recto humanos,

1. Está preservada la capacidad contráctil del músculo liso así como el estado funcional del endotelio.

2. No están alterados el papel del óxido nítrico ni el de los prostanoides en la respuesta vasoconstrictora a la endotelina-1.

3. Está aumentada la sensibilidad de la respuesta vasoconstrictora a la endotelina-1. Este incremento de la sensibilidad a la endotelina-1 puede ser debido al aumento de la expresión y/o sensibilidad de los receptores ET-B en el músculo liso arterial, y

4. Como conclusión final, la endotelina-1, a través de su mayor efecto en los vasos sanguíneos tumorales, podría participar de forma más destacada en la regulación del flujo sanguíneo tumoral, y como consecuencia en el desarrollo del tumor. La utilización de antagonistas específicos de los receptores ET-B podría tener aplicación en el tratamiento del cáncer de colon y recto. Esto disminuiría la respuesta vasoconstrictora a la endotelina-1 y aumentaría el flujo sanguíneo en el tumor, facilitando un mejor acceso de los fármacos antineoplásicos, así como una mayor oxigenación de la masa tumoral con la consiguiente mayor sensibilidad a la radioterapia.

# BIBLIOGRAFÍA

AHMED SI, THOMPSON J, COULSON JM, WOLL PJ. Studies on the expression of endothelin, its receptors subtypes, and converting enzymes in lung cancer and in human bronchial epithelium. *Am J Respir Cell Mol Biol* 22:422-431, 2000

ALI H, LOIZIDOU M, DASHWOOD M, SAVAGE F, SHEARD C, TAYLOR I. Stimulation of colorectal cancer cell line growth by ET-1 and its inhibitation by ET-A antagonists. *Gut* 47:685-688, 2000

ALIEV G, SMITH MA, SEYDOVA D, NEAL ML, SHI J, LOIZIDOU M, TURMAINE M, FRIEDLAND RP, TAYLOR I, BURNSTOCK G, PERRY G, LAMANNA JC. Increased expression of NOS and ET-1 immunoreactivity in human colorectal metastatic liver tumour is associated with selective depression of constitutive NOS inmunoreactivity in vessel endothelium. *J Submicrosc Cytol Pathol.* 34:37-50, 2002

ARUN C, LONDON NJ, HEMINGWAY DM. Prognosis significance of elevated endothelin-1 levels in patients with colorectal cancer. *Int J Biol Markers.* 19:32-7, 2004

ARUN C, SWIFT B, PORTER KE, WEST KP, LONDON NJ, HEMINGWAY DM. The role of big endothelin-1 in colorectal cancer. *Int J Biol Markers.* 17:268-74, 2002

ASHAM E, SHANKAR A, LOIZIDOU M, FREDERICKS S, MILLER K, BOULOS PB, BURNSTOCK G, TAYLOR I. Increased endothelin-1 in colorectal cancer and reduction of tumour growth by ET-A receptor antagonism. *Br J Cancer* 85:1759-1763, 2001

ASTLER VB, COLLER FA. The pronostic significance of direct extension of carcinoma of the colon and rectum. *Ann Surg* 139:846-851, 1954

BAGNATO A, SALANI D, DI CASTRO V, WU-WONG J, TECCE R, NICOTRA R, VENUTI A, NATALL PG. Expression of endothelin-1 and endothelin A receptor in ovarian carcinoma: evidence for an autocrine role in tumor growth. *Cancer Res* 59:720-727, 1999

BALTAZARES M, RODRIGUEZ H, ORTEGA J, SOTRES-MARTINEZ A, BALTAZARES MA. Sistema endotelina. *Rev Inst Nal Enf Resp Mex* 18:308-320, 2005

BARILLARI G, ALBONICI L, FRANZESE O, MODESTI A, LIBERATI F, BARILLARI P. The basic residues of placenta growth factor type 2 retriere sequestered angiogenic factors into a soluble form: implications for tumor angiogenesis. *Am Pathol* 152:1161-66, 1998

BATTISTINI B, CHAILLER P, D´ORLEANS-JUSTE P, BRIERE N, SIROS O. Growth regulatory properties of endothelins. *Peptides* 14:385-399, 1993

BAX WA, BOS E, SAXENA PR. Heterogeneity of endothelin/sarafotoxin receptors mediating contractions of the human isolated saphenous vein. *Eur J Pharmacol* 239:267-268, 1993

BECKER A, KUHNT T, LIEDTKE H. Oxygen measurements in head and neck cancers during hyperbaric oxygenation. *Strahlenther Onkol* 178:105-8, 2002

BELL K, PRISE V, CHAPLIN D, WORDSWORTH S, TOZER G. Vascular response of tumour and normal tissues to endothelin-1 following antagonism of ET-A and ET-B receptors in anaesthetised rats. *In J Cancer* 73:283-289, 1997

BELL K, CHAPLIN D, POOLE B, PRISE V, TOZER G. Modification of blood flow in the HSN tumour ans normal tissues of the rat by the endothelin ET-B receptor agonist, IRL 1620. *Int J Cancer* 80:295-302, 1999

BOULANGER C, LÜSCHER T. Nitrovasodilators and hirudin onhibit the thombin-stimulated release of endothelin from intact porcine aort by two different mechanism. *Cir Res* 68:1768-1772, 1991

CARMELIET P, JAN RK. Angiogenesis in cancer and others diseases. *Nature* 407:249-257, 2000

CASTELLS A, MARZO M. Guía de práctica clínica. Prevención del cáncer colorrectal. SCM editores. Barcelona, 2004.

CHOI H, JUN M, JUNG G, KIM S, HONG S. Tumor angiogenesis as prognostic predictor in colorectal carcinoma with special reference to mode of metastasis and recurrence. *Oncology* 55:575-581, 1998

CHRISTOFORIDIS E, KANELLOS I, TSACHALIS T, ANGELOPOULOS S, BLOUHOS K, BETSIS D. Is TNM classification related to early postoperative morbidity and mortality after colorectal cancer resections? *Test Coloproctol* 8:S89-S92, 2004

CLARK K, PIERRE L. Characterization of endothelin receptors in rat renal artery in vitro. *Br J Pharmacol* 114:785-790, 1995

CLIMENT B, FERNÁNDEZ N, SANZ E, SÁNCHEZ A, MONGE L, GARCÍA VILLALÓN AL, DIÉGUEZ G. Enhanced response of pig coronary arteries to endothelin-1 after ischemia-reperfusion. Role of endothelin receptors, nitric oxide and prostanoids. *Eur J Pharmacol* 524 :102-110, 2005

CUBO T, PARRILLA D, ORTEGA, RAMIA JM, PARDO R, MARTIN J. Biología molecular del proceso metastático del cáncer colorrectal. *Cir Esp* 68:577-87, 2000

DAVENPORT AP, MAGUIRE JJ. Endothelin. *Handb Exp Pharmacol* 176:295-329, 2006

DAVIS MJ, HILL MA. Signaling mechanisms underlying the vascular myogic responses. *Physiol Rev.* 79:387-423, 1999

DENG LY, SCHIFFRIN EL. Calcium dependence of effects of endothelin on rat mesenteric microvessels. *Can J Physiol Pharmacol* 69:798-804, 1991

DE NUCCI G, THOMAS R, D´ORLEANS-JUSTE P, ANTUNES E, WALDERC M. Pressor effects of circulating endothelin are limited by its removal in the pulmonary circulation by the release of prostacyclin and endothelium- derived relaxing factor. *Proceedings of the National Academy of Science*, U. S. A. 85:9797-9800, 1988

DIEZ M, POLLÁN M, RAMOS M, VILLETA R, RATIA T, HERNANDEZ P, LOZANO O, NOGUERALES, GRANELL J. Variación del valor pronóstico de la proteína p53 en relación con el estadio tumoral en pacientes con adenocarcinoma colorrectal. *Cir Esp* 77(4):213-20, 2005

DIRIX LY, VERMEULEN PB, PAWINSKI A, PROVE A, BENOY A, DE POOTER C. Elevated levels of angiogenic cytokines basic fibroblast growth factor and vascular endothelial growth factor in sera cancer patients. *Br J Cancer* 76:238-*243, 1997*

DOHERTY AM. Endothelin: a new challenge. *J Med Chem* 35:1493-1508, 1992

D´ORLEANS-JUSTE P, CLAING A, WARNER T, YANO M, TELEMAQUE S. Characterization of receptors for endothelins in the perfused arterial and venous mesenteric vasculatures of the rat. *Br J Pharmacol* 110:687-692, 1993

DOUGLAS M, RICHARDSON M, NICOL D. Endothelin axis expression is markedly different in two main subtypes of renal cell carcinoma. *Cancer* 100:2118-2124, 2004

DUKES CE. The classification of cancer of the rectum. *J Pathol Bacteriol* 35:323-332, 1932

DUNST J, BECKER A, LAUTENSCHLAGER C. Anemia and elevated systemic levels of vascular endothelial growth factor. *Strahlenther Onkol* 178:436-41, 2002

EBERI LP, VALDENAIRE O, SAINTGIORGIO V, JEANNIN JF, JUILLERAT-JEANNERET L. Endothelin receptor blockade potentiates FASL –induced apoptosis in rat colon carcinoma cells. *Int J Cancer* 86:182-187, 2000

EGIDY G, JUILLERAT-JEANNERET L, JEANNIN JF, KORTH P, BOSMAN FT, PINET F. Modulation of human colon tumor-stromal interactions by the endothelin system. *Am J Pathol* 157:1863-1874, 2000

ELAHI MM, EVERSON NW. Prognosis of colorectal cancer patients with elevated endothelin-1 concentrations. *Asian J Surg* 27:4-9, 2004

EMORI T, HIRATA Y, MARUMO F. Specific receptors for endothelin-3 cultured bovine endothelial cells and its cellular mechanism of action. *FEBS Lett* 236:261-264, 1990

EMORI T, HIRATA Y, OTHA K. Celular mechanism of endothelin-1 release by angiotensin and vasopressin. *Hypertension* 18:165-170, 1991

FENEIS H. Nomenclatura anatómica ilustrada. Ediciones Científicas y Técnicas. MASSON. 3 edición. Barcelona, 1994

FENTON RG, LONGO DL. Biología de la célula cancerosa y angiogénesis. En: Principios de Medicina Interna. Harrison. M Graw Hill Interamericana editores. 16 ª edición. Méjico, 2005

FERLAY J, AUTIER P, BONIOL M, COLOMBET M, BOYLE P. Estimates of the cancer incidence and mortality in Europe in 2006. *Ann Oncol 18:581-592, 2007*

FERNÁNDEZ N, MONGE L, GARCÍA JL, GARCÍA VILLALÓN AL, GÓMEZ B, DIÉGUEZ G. In vivo and in vitro action of endothelin-1 on goat cerebrovascular bed. *Eur J Pharmacol* 384:199-211, 1998

FERON O. Targeting the tumor vascular compartment to improve conventional cancer therapy. *Trends Pharmacol Sci* 25:536-542, 2004

FERRERO E, GARCÍA VILLALÓN AL, LABALDE M, DIÉGUEZ G, HIDALGO M. Efectos de la triiodotironina sobre la vasoconstricción adrenérgica en arterias tiroideas humanas. *Cir Esp* 80:16-17, 2006

FERRERO E, LABALDE M, GARCÍA VILLALÓN AL, DIÉGUEZ G, HIDALGO M. Techniques for the dissection and isolation of human mesenteric arteries to analyze vascular response to endothelin-1 in arteries from colorrectal tumours. In: 16th World Congress of the International Association of Surgeons and Gastroenterologists. Jarpyo Ed. Madrid, 2007

FERRUCHI JT. Colon Cancer Screening with virtual colonoscopy: promise, polyps, politics. *AJR Am J Roentgenol* 177:975-988, 2001.

FOLKMAN J. Tumor angiogenesis: therapeutic implications. *N Engl J Med* 285:1182-1186, 1971

FURCHGOTT RF, ZAWADZKI JV. The obligatory role of endothelial cells in the relaxation of arterial smooth muscle by acetylcholine. *Nature* 288:373-6, 1980.

GALLEY HF, WEBSTER NR. Physiology of the endothelium. *Br J Anaesthesia* 93:105-113, 2004

GANONG W. Dinámica del flujo de la sangre y la linfa. En: Fisiología médica. El Manual Moderno ed., p. 543, 2006

GARCÍA AGUILAR J, GUERRERO VH. Pólipos, poliposis y cáncer colorrectal. En: Cirugía AEC. Manual de la Asociación Española de Cirujanos. Parrilla P, Jaurrieta E, Moreno M. Panamericana. 2005.

GARCÍA VILLALÓN AL, FERRERO E, LABALDE M, HIDALGO M, DIÉGUEZ G. Contraction of human arteries from colorrectal tumours to endothelin-1. *Hepatogastroenterology* 53:216, 2006

GARCÍA VILLALÓN AL, SANZ E, MONGE L, FERNÁNDEZ N, MARTÍNEZ MA, CLIMENT B, DIÉGUEZ G. Vascular reactivity to vasopressin during diabetes: gender and regional differces. *Eur J Pharmacol* 459:247-54, 2003

GARDINER S, KEMP P, MARCH J, BENNETT T, DAVENPORT A, EDVINSSON L. Effect of an ET-A receptor antagonist, FR 139317, on regional haemodynamic responses to endothelin-1 and Ala11-15Ac-endothelin-1 in conscious rats. *Br J Pharmacol* 112:477-486, 1994

GIANNESSI D, DEL RY S, VITAE RL. The role of endothelins and their receptors in heart failure. *Pharmacol Res* 43:111-126, 2001

GOH V, PADHANI A, RASHEAD. Functional imaging of colorectal cancer angiogenesis. *Lancet Oncol* 8:245-55, 2007

GORDON PH, NIVATVONGS S [eds]: Principles and Practice of Surgery for the Colon, Rectum, and Anus, 2nd ed. St. Louis, Quality Medical Publishing, 1999

GRANT K, KNOWLES J, DAWAS K, BURNSTOCK G, TAYLOR I, LOIZIDOU M. Mechanisms of endothelin-1 stimulated proliferation in colorectal cancer cell lines. *Br J Surg* 94:106-112, 2007

GUYTON AC. Textbook of Medical Phisiology. WB Saunders Company. 11ª edición. Philadelphia, 2007

HANNAHAN D, WEINBERG RA. The hallmarks of cancer. *Cell* 100:57-70, 2000

HE GW, LIU MH, YANG Q, FURNARY A, YIM A. Role of endothelin-1 receptor antagonist in vasoconstriction mediated by endothelin and other vasoconstrictors in human internal mammary artery. *Ann Thorac Surg* 84:1522-1527, 2007

HERMAN AG, MONCADA S, VANE JR. Formation of prostacyclin (PGI2) by different layers of the arterial wall. *Arch Int Pharmacodyn* 227:162-3, 1977

HIDA J, OKUNO K, YASUTOMI M, YOSHIFUJI T, MATSUZAKI T, UCHIDA T, ISHIMARU E, TOKORO T, SHIOZAKI H. Number versus distribution in classifying regional lymph node metastases from colon cancer. *J Am Coll Surg* 201(2):217-22, 2005

HIRST DG, HIRST SA, SHAFFI KM, PRISE VE, JOINER B. The influence of vasoactive agents on the perfusion of tumours growing in three sites in the mouse. *Int J Radiat Biol.* 60:211-8, 2001

HURWITZ H, FEHRENBACHER L, NOVOTNY W, CARTWRIGHT T, HAINSWORTH J, HEIM W, BERLIN J, BARON A, GRIFFING S, HOLMGREN E, FERRARA N, FYFE G, ROGERS B, ROSS R, KABBINAVAR. Bevacizumab plus irotecan, fluorouracil, and leucorin for metastatic colorectal cancer. *N Engl J Med* 350:2335-2341, 2004

INAGAKI H, BISHOP AE, EIMOTO T, POLAK JM. Autoradiographic localization of endothelin-1 binding sites in human colonic cancer tissue. *J Pathol* 168:263-7, 1992

INOUE A, YANAGISAWA M, TAKUWA Y, KOBAYASHI M, MASAKI T. The human endothelin family: three structurally and pharmacologically distinct isopeptides predicted by three separate genes. *Proc Natl Acad Sci U. S. A.* 86:2863-2867, 1989

INTERNATIONAL UNION AGAINST CANCER. TNM classification of malignant tumours. En: Sobin LH, Wittekind Ch, editores. 6º edición. New York: Wiley-Liss 1–15, 66-69, 2002

ISHIBASHI M, FUJITA M, NAGAI K, KAKO M, FURUE H, HAKU E, OSAMURA Y, YAMAJI T. Production and secretion of endothelin by hepatocelular carcinoma. *J Clin Endocrinol Metab* 76:378-383, 1993

JAIN RK. Determinants of tumor blood flow: a review. *Cancer Res* 48:2641-2658, 1988

JAMES A, URADE Y, WEBB R, KARARI H, UMEMURA I, FUJITANI Y, ODA K, OKADA T, LAPPE R, TAKAI M. IRL-1620, succinyl(Glu9, Ala11,15)-endothelin-1-(8-21), a highly specific agonist of the ET-B receptor. *Cardiovasc Drug Rev* 11:253-270, 1993

KABBIVARAV F, HURWITZ HI, FEHRENBACHER L. Phase II randomized trial comparing bevacizumab plus fluorouracil/leuvocorin with fluorouracil/leuvocorin alone in patients with metastatic colorectal cancer. *J Clin Oncol* 21:60-65, 2003

KARNE S, JAYAWICKREME CK, LERNE MR. Cloning and characterization of ET-3 specific receptor from xenopus melanophores. *Soc Neurosci Abst* 18:451, 1992

KOHNO M, YASUNARI K, MURAKAWA M. Release of inmunoreactive endothelin from porcine aortic strips. *Hypertension* 15:718-723, 1990

KOMURO I, KURIHARA H, SUGIYAMA T, TAKAKU F, YAZAKI Y. Endothelin stimulates c-fos and c-myc expresión and proliferation of vascular smooth muscle cells. *FEBS Lett* 288:249-252, 1998

KOUKOURAHIS M, GIATROMANOLAKI A, SIVRIDIS E, FEZOULIDIS I. Cancer vascularization : implications in radiotherapy ? *Int J Radiation Oncology Biol Phys* 48:545-553, 2000

KRISTENSEN CA, ROBERGE S, JAIN RK. Effect of tumour necrosis factor alpha on vascular resistance, nitric oxide production, and glucose and oxygen consumption in perfused tissue-isolated human melanoma xenografts. *Clin Cancer Res* 3:319-24, 1997

KURZELEWSKI M, CZAMOWSKA E, BERESEWICZ A. Endothelin in the mechanism of endothelial injury and neutrophil adhesion in the post-ischemic guinea-pig heart. *Eur J Pharmacol* 434:95-107, 2002

LA M, WONG-DUSTING HK, RAND MJ. Endothelin-1 enhances responses to exogenously administered and neurogenical released ATP in rabbit perfused arteries. *Eur J Pharmacol* 249:133-139, 1991

LARSEN WJ. Human embriology England: Churchill Levingstone: 167-204, 1993

LASSER P, ELIAS D. Generalidades sobre la cirugía de exéresis de cánceres cólicos. En: Enciclopedia Médico-Quirúrgica. Elsevier, 1993

LEME M, WAITZBERG A, NETO R, LINHARES M, MATOS D. Assessment of angiogenesis expresion and its relationship with prognosis of colorectal cancer by conventional and computer-assisted histopathological image analysis. *Acta Cirúrgica Brasileira* 21:392-397, 2006

LERMAN A, EDWARDS BS, HALLETT JW, HEUBLEIN DM, SANDBERG SM, BURNETT JC. Circulating and tissue endothelin inmunoreactivity in advanced atherosclerosis. *N Engl J Med* 325:997-1001, 1991

LEVIN ER. Endothelins. *N Engl J Med* 333:356-363, 1995

LESETH KH, ADNER M, BERG HK, WHITE LR, AASLY J, EDVINSON L. Cytokines increase endothelin ET-B receptor contractile activity in rat cerebral artery. *Neuroreport* 10:2355-9, 1999

LIPPERT. Anatomía con orientación clínica. Marban, 1996

LYNCH HT, SHAW TG, LYNCH JF. Inherited predisposition to cancer: a historical overview. *Am J Med Genet* 129:5-22, 2004

LLEDÓ S. Cirugía colorrectal. Guía clínica de la Asociación Española de Cirujanos. Aran, 2000.

LLORENS S, JORDAN J, NAVA E. The nitric oxide pathway in the cardiovascular system. *Physiol Biochem* 58:179-88, 2002

MARTIN E, BRENNER B, BALLERMAN B. Heterogeneity of cell surface endothelin receptors. *J Biol Chem* 265:14044-14049, 1990

MARTINIVE P, DE WEVER J, BOUZIN C, BAUDELET C, SONVEAUX P, GREGOTIRE V, GALLEZ B, FERON O. Reversal of temporal and spatial heterogeneites tumor as a tunable variable to improve drug delivery. *Mol Cancer Ther* 5:1620- 1627, 2006

MASAKI T. Possible role of endothelin in endothelial regulation of vascular tone. *Annu rev Pharmacol Toxicol* 35 :235-255, 1995

MASAKI T. Historical review: endothelin. *Trends Pharmacol Sci* 25:219-224, 2004

MICKLEY E, GRAY G, WEBB D. Activation of endothelin ET-A receptors marks the constrictor role of endothelin ET-B receptors in rat isolated small mesenteric arteries. *Br J of Phamacol* 120:1376-1382, 1997

MIYAUCHI T, YANAGISAWA M, TOMIZAWA T, SUGISHITA T, SUZUKKI N, AJISAKA R, GOTO K, MASAKI T. Increased plasma concentrations of endothelin-1 and big endothelin-1 in acute myocardial infarction. *Lancet* 2 :53-54, 1989

MIYAUCHI T, TOMOBE Y, ISHIKAWA T, GOTO K, SUGISHITA Y. Vasoconstriction by endothelin-1 resistance and conduit portions of isolated human mesenteric arteries. *Eur J* Pharmacol 303:193-196, 1996

MORAWIETZ H, TALANOW R, SZIBOR M. Regulation of the endothelin system by shear stress in human endothelial cells. *J Physiol* 525:761-770, 2000

MORELAND S, McMULLEN DM, DELANEY CR, LEE VG, HUNT JT. Venous smooth muscle contains vasoconstrictor ET-B like receptors. *Biophys Res Commun* 184:100-106, 1992

NETTER FH. Atlas de anatomía humana. 4ª edición. Elselvier Doyma, 2007

NILSSON D, WACKENFORS A, GUSTAFSSON L, UGANDER M, PAULSSON P, INGELMANSSON R, EDVINSSON L, MALMSLO M.

Endothelin receptor mediated vasodilation: effects of organ culture. *Eur J Pharmacol* 3, 2007

NORDSMARK M, OVERGAARD J. A confirmatory prognostic study on oxygenation status and loco-regional control in advanced head and neck squamous cell carcinoma treated by radiation therapy. *Radiother Oncol* 57:39-43, 2000

O´DWYER PJ. The present and future of angiogenesis-directed treatments of colorectal cancer. *The Oncologist* 11:992-998, 2006

OHSLSTEIN E, BECK G, DOUGLAS S, NAMBI P, GLEASON J, RUFFOLO R, FEUERSTEIN G, ELLIOT J. Non-peptide endothelin receptor antagonist. II: Pharmacological characterization of SB209670. *J Pharmacol Exp Ther.* 271:762-768, 1994

ONCOSUR: GRUPO DE TRABAJO ONCOLÓGICO DE CENTROS HOSPITALARIOS DEL SUR DE MADRID. Guía clínica de diagnóstico y tratamiento del cáncer colorrectal. Fundación Médica Mutua Madrileña editores. Madrid, 2007

PARRILLA P, JAURRIETA E, MORENO M. Cirugía AEC. Manual de la Asociación Española de Cirujanos. Panamericana. 2005

PATTERSON AV, WILLIAM KJ, COWEN RL. Oxygen-sensitive enzyme-prodrug gene therapy for the erradication of radiation solid tumours. *Gene Ther* 9:946-954, 2002

PEDUTO EBERL L, BOVEY R, JUILLERAT-JEANNERET L. Endothelin-receptor antagonists are proapoptotic and antiproliferative in human colon cancer cells. *Br J Cancer* 88:788-795, 2003

PEREA GARCÍA J. Caracterización clínica, molecular e inmunofenotípica del cáncer colorrectal en pacientes menores de 45 años en la provincia de Segovia. Obra Social y Cultural de Caja Segovia, 2007

POLLOCK DM, SCHNEIDER MP. Clarifying endothelin type B receptor function. *Hypertension* 48:211-212, 2006

PONZ M, ROSSI G, DI GREGORIO C, DE GAETANI C, ROSSI F, PONTI G, PECONE L, PEDRONI M, RONCUCCI L, PEZZI A, BENATTI P. Epidemiology of colorectal cancer: the 21-year experience of a specialised registry. *Intern Emerg Med* Nov 2007

RAND MJ, WONG-DUSTING HK, LA M. Endothelin enhances vasoconstrictor responses to sympathetic nerve stimulation, noradrenaline, histamine and ATP in the rabbit ear artery. *Proc Aust Physiol Pharmac Soc* 20, 116p, 1989

REAL ACADEMIA ESPAÑOLA. Diccionario de la Lengua Española. ESPASA-CALPE S. A ed., Vigésima segunda edición, 2001

ROUVIÈRE H, DELMAS A. Corazón y vasos del tronco. En: Anatomía humana Tomo 2. Masson, 2005

SADLER TW. Langman´s medical embryology. 10th edition. Lippincott Williams and Wilkins, 2006

SAKURAI T, YANAGISAWA M, MASAKI T. Molecular characterization of endothelin receptors. *Trends Physiol Sci* 13:103-108, 1992

SAITO Y, NAKAO K, MUKOYAMA M, IMURA H. Increased plasma endothelin level in patient with essential hipertension. *N Engl J Med* 322:205, 1990

SALCEDO A. Estudio in vitro del estado funcional del endotelio de las arterias esplácnicas de pacientes con insuficiencia hepática terminal. Papel de los radicales libres de oxígeno. Tesis doctoral. Facultad de Medicina. Universidad Autónoma de Madrid, 2007

SAUVAGEAU S, THORIN E, CARON A, DUPUIS J. Endothelin-1 induced pulmonary vasoreactivity is regulated by ET-A and ET-B receptot interactions. *J Vasc Res* 44:375-381, 2007

SHANKAR A, LIZIDOU M, ALIEV G, FREDERICKS S, HOLT D, BOULOS PB. Raised endothelin-1 levels in patients with colorectal liver metastases. *Br J Surg* 85:502-506, 1998

SHICHIRI M, HIRATA Y, NAKAJIMA T, ANDO K, IMAI T, YANAGISAWA M, MASAKI T, MARUMO F. Endothelin-1 is an autocrine/paracrine growth factor for human cancer cell lines. *J Clin Invest* 87:1867-1871, 1991

SHICHIRI M, YOKOKURA M, MARUMO F, HIRATA Y. Endothelin-1 inhibits apoptosis of vascular smooth muscle cells induced by nitric oxide and serum deprivation via MAP kinase pathway. *Arterioscler Thromb Vasc Biol* 989-997, 2000

SIMONSON MS, WAMM S, MENE P, DUBYAK GR, KESTER M, NAKAZATO Y, SEDOR JR, DUNN MJ. Endothelin stimulated phospholipase C, Na/K exchange c-fos expression and mitogenesis in rat mesangial cells. *J Clin Invest* 83: 708-712, 1989

SIMPSON RA, DICKINSON T, PORTER KE, LONDON JM, HEMINWAY DM. Raised levels of plasma big endothelin-1 in patients with colorectal cancer. *Br J Surg* 87:1409-1413, 2000

SOKOLOVSKY M, AMBAR M, GALRON. A nove subtype of endothelin receptors. *J Biol Chem* 267:20551-20554, 1992

SONVEAUX P, DESSY C, MARTINIVE P, HAVAUX X, JORDAN B, GALLEZ B, GREGOIRE V, BALLIGAND JL, FERON O. Endothelin-1 is a critical mediator of myogenic tone in tumor arterioles: implications for cancer treatment. *Cancer Res* 64:3209-3214, 2004

STATON CA, CHETWOOD AS, CAMERON IC, CROSS SS, BROWN NJ, REED MW. The angiogenic switch occurs at the adenoma stage of the adenoma-carcinoma sequence in colorectal cancer. *Gut* 12, 2007

SUMNER MJ, CANNON TR, MUNDIN JW, WHITE DG, WATTA IS. Endothelin ET-A and ET-B receptors mediate vascular smooth muscle contraction. *Br J Pharmacol* 107:858-860, 1992

TAKAYAMA T, MIYANISHI K, HAYASHI T, SATO Y, NITSU Y. Colorectal cancer: genetics of development and metastasis. *J Gastroenterol* 41:185-192, 2006

TAMIRISA P, FRISHMAN WH, KUMAR A. Endothelin and endothelin antagonism: roles in cardiovascular health and disease *Am Heart J* 130:601-10, 1995

TANOI C, SUZUKI Y, SHIBUYA M, SUGITA K, MASUZAWA-ITO K, ASANO M. Comparison of vasoconstrictor actions of endothelin-1 in cerebral, coronary, and mesenteric arteries of the dog. *J Cardiovasc Pharmacol* 19:568-79, 1992

THOMAS AL, TRARBACH T, BARTEL C, LAURENT D, HENRY A, POETHING M, WANG J, MASSON E, STEWARD W, VANHOEFER U, WIWDENMANN B. A phase IB, open-label dose-escarlating study of the oral angiogenesis inhibitor PKT787/ZK 222584 (PKT/ZK), in combination with FOLFOX4 chemotherapy in patients with advanced colorectal cancer. *Ann Oncol* 18:782-8, 2007

THORNTON AD, RAVN P, WINSLET M, CHESTER K. Angiogenesis inhibition with bevacizumab and the surgical management of colorectal cancer. *Br J Surg* 93:1456-1463, 2006

TORONDEL B, VILA JM, SEGARRA G, MEDINA P, MARTINEZ-LEON J, ORTEGA J, LLUCH S. Endothelium-dependent responses in human isolated thyroid arteries from donors. *J Endocrinol* 181:379-384, 2004

TOZER GM, PRISE VE, BELL KM, DENNIS MF, STRATFORD MR, CHAPLIN DJ. Reduced capacity of tumour blood vessel to produce endothelium-derived relaxing factor: significance for blood flow modification. *Br J Cancer* 74:1955-60, 1996

TOZER GM, PRISE VE, CHAPLIN DJ. Inhibition of nitric oxide synthasa induces a selective reduction in tumor blood flow that is reversible with L-arginine. *Cancer Res.* 57:948-55, 1997

UDDMAN E, MOLLER S, ADNER M, EDVINSSON L. Cytokines induce endothelin ET-B receptor-mediated contraction. *Eur J Pharmacol.* 376 :223-32, 1999

VARDA-BLOOM N, SHAISH A, GONEN A, LEVANON K, GREENBEREGER S, FERBER S, LEVKOVITZ H, CASTEL D, GOLDBERG I, AFEK A, KOPOLOVITC Y, HARATS D. Tissue-specific gene therapy directed to tumor angiogenesis. *Gene Therapy* 8:819-827, 2001

VODERMARK D, BROWN JM. Endogenous markers of tumor hipoxia. *Strahlenther Onkol* 179:801-11, 2003

WARNER TD, SCHMIDT H, MURAND F. Interactions of endothelins and EDRF in bovine native endothelial cells: selective effects of endothelin-3. *Am J Physiol* 262:H1600-1605, 1992

WARNER TD, MITCHELL JA, DE NUCCI G, VANE JR. Endothelin-1 and endothelin-3 release EDRF from isolated perfused arterial vessels of rats and rabbit. *J Cardiovasc Pharmacol* 13:S85-S88, 1989

WEIDNER N, SEMPLE JP, WELCH WR, FOLKMAN J. Tumor angiogenesis and metastasis-correlation in invasive breast carcinoma. *N Engl J Med* 324:1-8, 1991

WHITE LR, JUUL R, SKAANES KO, AASLY. Cytokine enhancement of endothelin ET-B receptor-mediated contraction in human temporal artery. *Eur J Pharmacol.* 406 :117-22, 2000

WIERZBICKI A, CHOWIENCZYK PJ, COCKCROFT JR, BRETT SE, WATTS GR, JEKINS S, RITTER JM. Cardiovascular risk factors and endothelial dysfuntion. *Clin Scinece* 107:609-615, 2004

WIGGERS T, JEEKEL J, ARENDS JN. No touch isolation technic in colon cancer: a controlled prospective trial. *Br J Surg* 75:409-415, 1988

WONG-DUSTING HK, LA M, RAND MJ. Mechanism of effects of endothelin on responses to noradrenaline and sympathetic nerve stimulation. *Clin Exp Physiol Pharmac* 17 :269-273, 1990

WONG-DUSTING HK, LA M, RAND MJ. Endothelin-1 enhances vasoconstrictor responses to sympathetic nerve stimulation and noradrenaline in the rabbit ear artery. *Clin Exp Physiol Pharmac* 18:131-136, 1991

XIAO-FENG S, HONG Z. Clinicopathological significance of stromal variables: angiogenesis, lymphangiogenesis, inflammatory infiltration, MMP and PINCH in colorectal carcinomas. *Molecular Cancer* 5:43-63, 2006

YAN L, ANDERSON GM, DEWITTE M, NAKADA MT. Therapeutic potential of cytokine and chemokineantagonists in cancer therapy. *Eur J Cancer* 42 :793-802, 2006

YANAGISAWA M, KURIHARA H, KIMURA S, TOMOBE Y, KOBAYASHI M, MITSUI Y, YAZAKI Y, GOTO K, MASAKI T. A nove potent vasoconstrictor peptide produced by vascular endothelial cells. *Nature* 332:411-5, 1988

YANAGISAWA M, MASAKI T. Molecular biology and biochemistry of the endothelin. *Trends Pharmacol Sci* 10:374-378, 1989

YONENAGA Y, MORI A, ONODERA H, YASURA S, OE H, FUJIMOTO A, TACHIBANA T, IMAMURA M. Absence of smooth muscle actin-positive pericyte coverage of tumor vessels correlates with hematogenous metastasis and prognosis of colorectal cancer patients. *Oncology* 69:159-166, 2005

Este libro se concluyó con Júpiter en Virgo y Saturno en Sagitario, Neptuno en Piscis y Plutón en Capricornio (sistema trópico)

FSC
www.fsc.org
MIX
Papier | Fördert gute Waldnutzung
FSC® C083411

Kolibri 360 GmbH
Ferdinand-Jühlke-Straße 7
99095 Erfurt, Deutschland
produktsicherheit@kolibri360.de

Druck:
CPI Druckdienstleistungen GmbH
im Auftrag der
Kolibri 360 GmbH
Ferdinand-Jühlke-Str. 7
99095 Erfurt